Tati Helene

Hipertonia diafragmática em cantores líricos

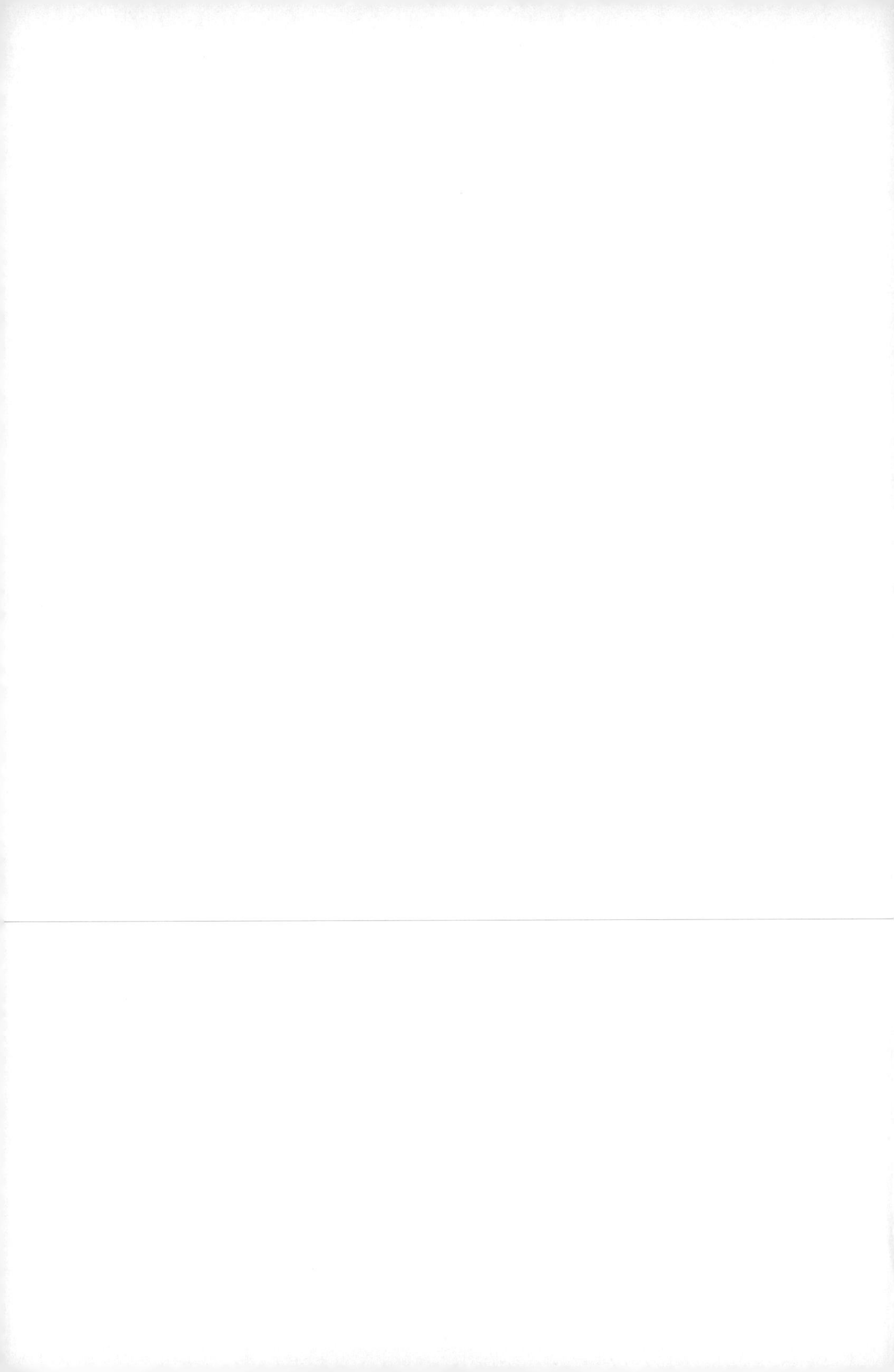

Tati Helene

Hipertonia diafragmática em cantores líricos

Causas, consequências e abordagens possíveis

Novas Edições Acadêmicas

Cover image: Cena da Ópera Vanessa de Barber com Tati Helene e Flávio Leite, fotógrafo: Gal Oppido , Desenho: Diana Helene

Publisher:
Novas Edições Acadêmicas
is a trademark of
Dodo Books Indian Ocean Ltd., member of the OmniScriptum S.R.L Publishing group
str. A.Russo 15, of. 61, Chisinau-2068, Republic of Moldova Europe
Printed at: see last page
ISBN: 978-620-4-19205-5

Tati Helene

Hipertonia diafragmática em cantores líricos

Causas, consequências e abordagens possíveis

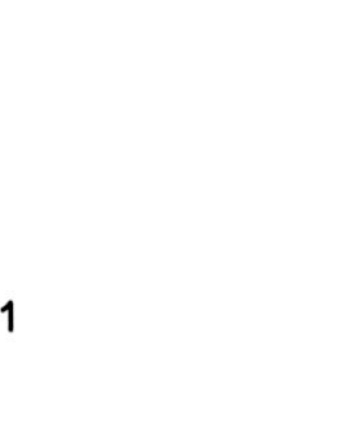

Agradecimentos

Às queridas Angélica Castilho e Cristina Prota, mestras e amigas, que aceitaram me orientar em um tema tão novo de pesquisa.

A todos meus colegas cantores que me inspiram a cada dia continuar pesquisando sobre nós, simbolizados neste livro pela querida Elisabete Almeida, que gentilmente escreveu o prefácio.

Aos meus queridos amigos Thayana Roverso e Vinícius Atique, que dizem sim sem pestanejar para meus pedidos e foram os modelos e fotógrafos das fotos.

À minha amada irmã que, na sua atarefada rotina, arrumou um tempo para desenhar para este livro.

E a meu companheiro, amigo e amor, que além de me incentivar sempre, revisa todas as minhas aventuras literárias.

Sumário

Prefácio

Abrindo caminhos para o futuro

Quando tentamos mensurar a importância da pesquisa científica, descobrimos que a sua contribuição não consiste apenas em encontrar respostas para um determinado problema, mas também no conjunto de novas questões que surgem ao longo do processo. Esses são os novos caminhos...

Enquanto artista, encontro nesse livro sobre hipertonia diafragmática em cantores líricos um verdadeiro alento. Poder contar com o respaldo científico de uma pesquisa séria voltada para cantores, em um assunto que nunca havia sido investigado anteriormente, é um privilégio ímpar e tem sua contribuição histórica. Sendo o canto lírico uma atividade altamente especializada e que envolve todo o corpo, assim como aspectos psicoemocionais, é extremamente necessário o fomento à novas pesquisas nessa área, e a contribuição interdisciplinar entre cientistas e performers se faz imprescindível. Esse é o maior diferencial desse livro! O profundo conhecimento teórico-prático do processo do canto lírico que Tati Helene possui, aliado à sua formação como fisioterapeuta, faz com que sua escrita detalhada seja assertiva e acessível, falando diretamente ao intérprete que vivencia esses mecanismos em seu cotidiano, sem precisar abandonar os termos técnicos que são utilizados pelos profissionais da saúde. O livro desperta no leitor artista o interesse pelo monitoramento do tônus diafragmático e pode proporcionar insights didáticos tanto para aperfeiçoamento técnico dos solistas profissionais quanto para o professor de canto.

Do ponto de vista de uma entusiasta de inovações tecnológicas, vejo nessa pesquisa um verdadeiro tesouro para o desenvolvimento de softwares de inteligência artificial na área médica. Considero a descrição da autora sobre a biomecânica do canto lírico muito útil para estudos de neuroplasticidade e acredito que o cruzamento das informações apresentadas com outras pesquisas da área possa contribuir não somente para um estudo mais aprofundado sobre patologias do cantor, mas também no desenvolvimento de tratamentos para outras doenças respiratórias.

Recomendo com afinco essa leitura por parte dos colegas cantores, professores de canto, fonoaudiólogos, fisioterapeutas e neurocientistas, contando com a certeza de que as questões levantadas, ainda sem respostas, podem abrir caminhos para o futuro da arte lírica, da ciência médica e para um maior conhecimento dessa máquina maravilhosa que é o cérebro humano.

Elisabete Almeida, cantora lírica

Introdução

Apesar da crença popular em uma facilidade inata para o canto, a realidade é que um cantor lírico profissional treina não só seu aparelho fonador, mas todo o seu corpo para ser capaz de produzir determinados sons. Sua rotina de treino e vida regrada é tão intensa e rigorosa[1] que podemos compará-la à dos atletas de alto rendimento[2]. Ambas as áreas de atuação envolvem treinos e demandas corporais no limite do que o corpo humano pode atingir, por isso Quarrier já se referiu a todos os artistas performáticos como atletas, e aos músicos como atletas da música em 1993[3]. Em função disso, passaremos aqui a denominar os artistas líricos como ***atletas da voz***[4] e seus movimentos técnicos específicos como ***gestos artísticos***, em equivalência ao termo ***gestos esportivos*** que usamos ao abordar a atividade esportiva.

Desde a criação da ópera no século XVII até os dias atuais, muitas mudanças ocorreram, tanto no que se refere aos gestos artísticos usados pelos atletas da voz, quanto com relação às habilidades expressivas exigidas e o tempo de carreira previsto para um cantor profissional nos dias de hoje.

Atualmente, a atividade didática desta arte está mais baseada na anatomia do que no empirismo original e a pedagogia vocal teve grandes avanços na última década. Otorrinolaringologistas e fonoaudiólogos passaram também a buscar aprimoramento técnico

---

[1] Miller R. The Structure of Singing. EUA: Schirmer; 1996. 372 p.

[2] Dick RW, Berning JR, Dawson W, Ginsburg RD, Miller C, Shybut GT. Athletes and the Arts - The Role of Sports Medicine in the Performing Arts. Current Sports Medicine Reports. 2013.

[3] Quarrier NF. Performing Arts Medicine: The Musical Athlete. Journal of Orthopedic & SportsPhysical Therapy. 1993;17(2).

[4] Helene T. Atletas da Voz - Manual para o Cantor Lírico. Porto Alegre: Editora Simplíssimo; 2020.

cada vez maior na voz cantada profissional[5], com o objetivo de fornecer aos professores de canto, cantores profissionais e estudantes maiores condições de prevenir e tratar os efeitos deletérios sobre o aparelho fonador desta prática artística.

Sabe-se hoje que os atletas da voz alteram a coordenação normal da caixa torácica e do abdome durante o canto, com a provável finalidade de evitar o retorno do diafragma à posição relaxada, mantendo assim as costelas elevadas, o que gera uma específica pressão subglótica[6], necessária para uma eficiente produção vocal, por exercer considerável influência no nível de pressão do som, na frequência fundamental e nas ressonâncias do aparato vocal[789]. Sendo o principal músculo da respiração, no canto lírico, o diafragma é o músculo primário dos gestos artísticos para a produção sonora[10], participando tanto na inspiração, que é seu movimento fisiológico[11], quanto na expiração, durante a fonação[12]. Nos primeiros capítulos estudaremos mais a fundo esses gestos.

Esta grande demanda e alteração da coordenação que sofrem os músculos respiratórios de um cantor lírico suscitou o questionamento

---

[5] David M. The New Voice Pedagogy. 2a ed. EUA: Scarecrow Press, Inc.; 2008. 5882 posições. (Edição Digital).

[6] Salomoni S, van den Hoorn W, Hodges P. Breathing and Singing: Objective Characterization of Breathing Patterns in Classical Singers. PLoS ONE. 2016;11(5):1–18.

[7] Leanderson R, Sundberg J, von Euler C. Breathing muscle activity and subglottal pressure dynamics in singing and speech. Journal of Voice. 1987;1(3)(Raven Press, Ltd.):258–61.

[8] McAllister A, Sundberg J. Data on subglottal pressure and SPL at varied vocal loudness and pitch in 8 - to 11 -year-old children. Journal of Voice. 1998;12(2)(Singular Publishing Group, Inc.):166–74.

[9] Sundberg J, Elliot N, Gramming P, Nord L. Short-term variation of subglottal pressure for expressive purposes in singing and stage speech: a preliminary investigation. Journal of Voice. 1993;7(3)(Raven Press, Ltd.):227–34.

[10] Malde M. The Singer's Breath. In: What every singer needs to know about the body. 2a ed EUA: Plural Publishing Inc.; 2013. p. 251.

[11] Rus MM. Manual de Fisioterapia Respiratoria. 2a ed. Espanha: Ediciones Ergon; 2003. 139 p.

[12] Leanderson R, Sundberg J, von Euler C. Role of diaphragmatic activity during singing: a study of transdiaphragmatic pressures. American Physiological Society. 1987;62:259–70.

sobre se, após anos de carreira profissional, podem ser criadas alterações de mobilidade e tonicidade no diafragma destes atletas da voz. Woodring e Bogner em 1998 já apresentaram um estudo de caso em que observaram uma elevada hipertrofia diafragmática em um cantor lírico profissional, tendo a espessura deste músculo, avaliada via tomografia computadorizada, passado largamente o limite máximo de normalidade.[13].

Propomos no capítulo sobre a avaliação da tonicidade e mobilidade diafragmática uma forma de avaliação manual deste músculo, muito acessível tanto para aplicação clínica no consultório como em uma auto-avaliação para auto referência do próprio atleta.

Os métodos mais utilizados para avaliar a forca dos músculos respiratórios são a mensuração das pressões respiratórias máximas por manovacuometria, a ultrassonografia diafragmática, o sniff test e também a avaliação manual[14]. Preferimos a avaliação manual pela sua praticidade clínica, uma vez que seu uso não depende de nenhum equipamento especial. Os principais autores a descreverem a avaliação manual do diafragma foram os argentinos A. Cuello em 1980 e, com G. Cuello e o brasileiro E. Aquino, em 2013; os espanhóis T. Rial e P. Pinsach em 2015 e os italianos Bordoni, Morelli, Morabito e Sacconi em 2016 e 2017. Cuello aborda a avaliação manual com a finalidade de medir as forças diafragmáticas e intercostais no uso clínico da fisioterapia respiratória, ou seja, com um olhar de busca pela deficiência e/ou dessincronia diafragmática ou outras alterações provenientes de

---

[13] Woodring JH, Bognar B. Muscular Hypertrophy of the Left Diaphragmatic Crus: An Unusual Cause of a Paraspinal "Mass". Journal of Thoracic Imaging. 1998;13(Lippincott-Raven Publishers):144–5.

[14] Romani JCP, Miara N, Carradore MJK. Avaliação Clínica da Função dos Músculos Respiratórios em Adultos: Revisão da Literatura. Cadernos da escola de Saúde. 2014;11(Faculdades Integradas do Brasil):1–19.

patologias respiratórias[15][16]. Rial e Pinsach descrevem como a avaliação manual do diafragma pode ser feita por um terapeuta ou em si próprio, abordando principalmente a avaliação de graus hipertônicos do diafragma que costumam ser mais presente em atletas e indicando que suas consequências negativas incluem incontinência urinária, fraqueza do assoalho pélvico, lombalgia, prolapsos, hérnias lombares, entre outros[17]. Bordoni et al, no entanto, abordam em dois estudos a importância da avaliação manual do diafragma como uma excelente ferramenta para diversas abordagens fisioterapêuticas, desde a avaliação respiratória até a postural, a análise da percepção da dor[18][19], entre outros, apontando o quanto este procedimento é essencial para fisioterapeutas respiratórios, terapeutas manuais e especializados em RPG[20].

Ao fisioterapeuta cabe analisar as questões posturais do cantor lírico, assim como dores, tensões, assimetrias estruturais, e qualquer efeito deletério que acometa os sistemas corporais devido à sua atividade profissional como atleta da voz[21]. Infelizmente, a pesquisa desse grupo particular de atletas da voz e suas especificidades com olhar fisioterapêutico é praticamente inexistente. Somente encontramos os seguintes trabalhos voltados à fisioterapia e ao canto lírico

---

[15] Cuello AF. Kinesiologia pneumo cardiológica. Argentina: Editorial Sijka; 1980.

[16] Cuello AF, Aquim EE, Cuello GA. Músculos Ventilatórios - Biomotores da bomba respiratória - avaliação e tratamento. São Paulo: Andreoli; 2013. 174 p.

[17] Rial T, Pinsach P. Ejercicios Hipopresivos - Mucho más que abdominales. Espanha: La esfera de los libros; 2015. 3264 posições. (Edição Digital).

[18] Bordoni B, Marelli F, Morabito B, Sacconi B. Manual evaluation of the diaphragm muscle. International Journal of COPD. 2016;11(Dovepress):1949–56.

[19] Bordoni B, Marelli F, Morabito B, Sacconi B. Proposal for a New Manual Evaluation Scale for the Diaphragm Muscle: Manual Evaluation of the Diaphragm Scale - MED - Scale. International Journal of Complementary & Alternative Medicine. 2017;7(6)(MedCrave):1–7.

[20] Romani JCP, Miara N, Carradore MJK. Avaliação Clínica da Função dos Músculos Respiratórios em Adultos: Revisão da Literatura. Cadernos da escola de Saúde. 2014;11(Faculdades Integradas do Brasil):1–19.

[21] Banfi M. Canto e Postura. Principi posturali ed osteopatici al servizio del cantante. Itália: Simplicissimus Book Farm srl.; 2013. 1341 posições. (Edição Digital)

profissional: Mauro Banfi, de 2013, sobre as alterações posturais decorrentes do canto lírico observadas em sua prática clínica[22] e a técnica de Voice Massage®, descrita como uma técnica de terapia manual voltada especificamente para profissionais da voz[232425]; o estudo de Staes et al de 2011 sobre fisioterapia para otimizar postura e parâmetros vocais, mesmo que seu grupo de estudo seja composto apenas por estudantes e não por profissionais do canto lírico[26]; e alguns estudos não especificamente fisioterapêuticos mas que procuram avaliar o sistema músculo esquelético nos atletas da voz[2728293031323334353536].

Este livro foi escrito com a finalidade de preencher essa lacuna, abrindo

---

[22] idem

[23] Koskinen L. Mitä Voice Massage on? [Internet]. Voice Massage. [citado 3 de fevereiro de 2019].

[24] Leppänen K, Ilomäki I, Laukkanen AM. One-year follow-up study of self-evaluated effects of voice massage, voice training, and voice hygiene lecture in female teachers. Logoped Phoniatr Vocol. 2010 Apr;35(1):13-8.

[25] Leppänen K, Laukkanen AM, Ilomäki I, Vilkman E. A comparison of the effects of Voice Massage and voice hygiene lecture on self-reported vocal well-being and acoustic and perceptual speech parameters in female teachers. Folia Phoniatr Logop. 2009;61(4):227-38.

[26] Staes FF, Jansen L, Vilette A, Coveliers Y, Daniels K, Decoster W. Physical Therapy as a Means to Optimize Posture and Voice Parameters in Student Classical Singers: A Case Report. Journal of Voice. 2011;25(3):e91–101.

[27] Sataloff RT. Professional Singers: The Science and Art of Clinical Care. American Journal of Otolaryngology. 1981;2(3):251–66.

[28] Johnson G, Skinner M. The demands of professional opera singing on cranio-cervical posture. Eur Spine J. 2009;18(Springer):562–9.

[29] Amato R de CF. Análise da ocorrência de dissincronismos tóraco-abdominais durante a execução de manobras de estratégia respiratória por cantoras líricas. In: XVIII Congresso da Associação Nacional de Pesquisa e Pós-Graduação (ANPPOM). Salvador; 2008. p. 368–71.

[30] Pettersen V, Westgaard RH. The activity patterns of neck muscles in professional classical singing. J Voice. 2005 Jun;19(2):238-51.

[31] Thorpe CW, Cala SJ, Chapman J, Davis PJ. Patterns of breath support in projection of the singing voice. J Voice. 2001 Mar;15(1):86-104.

[32] Watson, Alan. (2014). Breathing in Singing.

[33] Salomoni S, van den Hoorn W, Hodges P (2016) Breathing and Singing: Objective Characterization of Breathing Patterns in Classical Singers. PLoS ONE 11(5): e0155084.

[34] Wilson Arboleda BM, Frederick AL. Considerations for maintenance of postural alignment for voice production. J Voice. 2008 Jan;22(1):90-9.

[35] Peultier-Celli L, Audouin M, Beyaert C, Perrin P. Postural Control in Lyric Singers. J Voice. 2020 May 23:S0892-1997(20)30154-5.

[36] Scotto Di Carlo N. Cervical spine abnormalities in professional singers. Folia Phoniatr Logop. 1998;50(4):212-8.

caminho para a produção de mais obras acadêmicas sobre a atividade dos cantores líricos profissionais.

1 - Biomecânica respiratória do canto lírico

"The respiratory system is the power source in singing."[37]

Desde a criação da ópera no século XVII até os dias atuais, muitas mudanças ocorreram, tanto nos gestos artísticos usados pelos cantores quanto nas demandas exigidas e no tempo de carreira de um cantor profissional.

No início, o desenvolvimento dos gestos artísticos do canto se deu de forma empírica, a partir do esforço de atender às demandas principais da atividade lírica: que o artista tenha a sua voz ouvida em todo o teatro, sobrepassada à orquestra e ao coro, e possua uma tessitura ampla, agilidade vocal e dinâmicas vocais, entre outros atributos. Com o passar dos anos, os teatros de ópera foram ficando cada vez maiores, as orquestras aumentaram, seus instrumentos também evoluíram, aumentando o volume produzido e o *pitch* (padrão de afinação) também subiu para que os instrumentos obtivessem mais brilho. Com essas mudanças, passaram a haver exigências cada vez maiores no que se refere ao esforço vocal e corporal do cantor lírico[38]. Depois da segunda guerra mundial, novas tecnologias como o cinema, a televisão e os discos de vinil, entre outros, influenciaram diretamente a maneira como a ópera era feita, criando maiores demandas interpretativas[39] e por consequência físicas aos cantores.

---

[37] "O sistema respiratório é a fonte de potência do canto." (Tradução livre) STARK, James A. Bel canto: a history of vocal pedagogy. University of Toronto Press Incorporated. Toronto: 1999;

[38] PORTO, Henrique Marques. A ópera em risco - A Afinação alta das orquestras é nociva para as vozes e pode comprometer o futuro da ópera . Site Opera Sempre: 2012.

[39] ECHEVARRIA, Nestor. Historia de los Cantantes Líricos. Editorial Claridade. Buenos Aires: 2000;

Para produzir um som que vença todas essas dificuldades, o cantor lírico precisa produzir uma específica pressão subglótica, e para isso usa de um intenso controle respiratório. Neste livro, abordaremos apenas os gestos artísticos relacionados ao controle respiratório, deixando de fora aqueles relacionados ao controle do aparelho fonador e seus ajustes realizados para a produção sonora.

O ponto mais importante da biomecânica respiratória do canto lírico é o uso das musculaturas inspiratórias também durante o momento da expiração, que é onde se dá a produção sonora em si.

Em uma respiração fisiológica normal temos, no momento da inspiração, a participação do músculo diafragma e dos intercostais externos. Em uma inspiração forçada também entram os músculos respiratórios acessórios: o esternocleidomastóideo, os escalenos (anterior, médio e posterior), o peitoral menor e o serrátil anterior. A expiração normal não requer a utilização de músculos específicos, pois a própria elasticidade dos pulmões é suficiente para retorná-los ao seu volume original, já em uma expiração forçada entram em ação os intercostais internos e os músculos abdominais (retos, transverso e oblíquos).[40]

Durante o canto lírico, a inspiração pode ocorrer de três formas: a fisiológica, a forçada[41] (como descritas acima) e a mista. Um mesmo cantor pode inclusive alterar na mesma performance entre esses 3 tipos de inspiração ou priorizar apenas uma delas, dependendo da necessidade encontrada nas peças executadas.

A respiração mista, que foi a única não mencionada anteriormente por ser muito específica para o canto, ocorre pela necessidade de que o

---

[40]Roussos C. Function and fatigue of respiratory muscles. Chest. 1985 Aug;88 (2 Suppl): 124S-132S.

[41] Pettersen V, Westgaard RH. The activity patterns of neck muscles in professional classical singing. J Voice. 2005 Jun;19(2):238-51.

tempo da inspiração se adeque ao tempo musical, o que na maioria das vezes significa que esta deve ser mais rápida do que o tempo de uma inspiração fisiológica normal, e para evitar que a inspiração seja totalmente forçada[42] (a ativação da musculatura acessória em demasia, principalmente do esternocleidomastoideo e dos escalenos interfere no controle do trato vocal, especialmente no controle laríngeo necessário para o canto, portanto, a inspiração totalmente forçada costuma ser evitada). Para essa inspiração usa-se o recurso de, na expiração anterior, usar o máximo possível do volume de ar residual dos pulmões, diminuindo muito a pressão intrapulmonar, o que fará que no momento da inspiração uma boa parte da sucção necessária do ar ocorra rapidamente pela troca de pressões com o meio externo[43]. Outro recurso utilizado para acelerar o processo da inspiração é o de forçar ativamente o abdome para fora (forçando a musculatura abdominal à sua posição de relaxamento), acelerando a contração e abaixamento do diafragma[44]. Para evitar a excessiva ativação dos músculos esternocleidomastoideo e escalenos, usa-se também uma maior participação dos outros músculos respiratórios acessórios: o peitoral menor e o serrátil anterior.

É na expiração usada pelos atletas da voz que aparecem as grandes diferenças com relação ao trabalho muscular e à biomecânica, quando comparados à respiração fisiológica. Durante a expiração normal ocorre o fechamento do gradil costal e o relaxamento e elevação do diafragma. No canto lírico, porém, para o controle da pressão subglótica em toda frase musical (que costuma ser muito mais longa do que o tempo de uma expiração fisiológica comum) esse fechamento é

[42] Thorpe CW, Cala SJ, Chapman J, Davis PJ. Patterns of breath support in projection of the singing voice. J Voice. 2001 Mar;15(1):86-104.
[43] Watson, Alan. (2014). Breathing in Singing.
[44] Chapman, J.L. (2006). Singing and teaching singing: a holistic approach to classical voice. San Diego, CA: Plural Publishing.

retardado o máximo possível, fazendo com que os músculos diafragma e intercostais externos continuem ativos de forma excêntrica, brecando assim ao máximo o movimento do gradil costal[45]. Ainda para essa mesma função são ativados principalmente os músculos acessórios serrátil anterior e peitoral menor, embora em alguns casos, no início da expiração[46], também os escalenos e o esternocleidomastóideo. Neste último caso, pela mesma razão mencionada com relação ao momento da inspiração, haverá a busca para que estes músculos se relaxem, sendo que neste caso o relaxamento é ainda mais importante, pois é neste momento que a fonação irá ocorrer. Com a finalidade de controlar e ajudar a expulsão do ar durante a expiração, a musculatura abdominal é bem ativada, porém os intercostais internos são mantidos relaxados pois promoveriam o fechamento do gradil costal não desejado. A ativação da musculatura abdominal aumenta a pressão intra-abdominal que permite um melhor controle da pressão subglótica necessária para a fonação[47].

---

[45] Thorpe CW, Cala SJ, Chapman J, Davis PJ. Patterns of breath support in projection of the singing voice. J Voice. 2001 Mar;15(1):86-104.
[46] Pettersen V, Westgaard RH. The activity patterns of neck muscles in professional classical singing. J Voice. 2005 Jun;19(2):238-51.
[47] Salomoni S, van den Hoorn W, Hodges P (2016) Breathing and Singing: Objective Characterization of Breathing Patterns in Classical Singers. PLoS ONE 11(5): e0155084.

Figura 1. Inspiração no canto lírico, com projeção anterior do abdome.

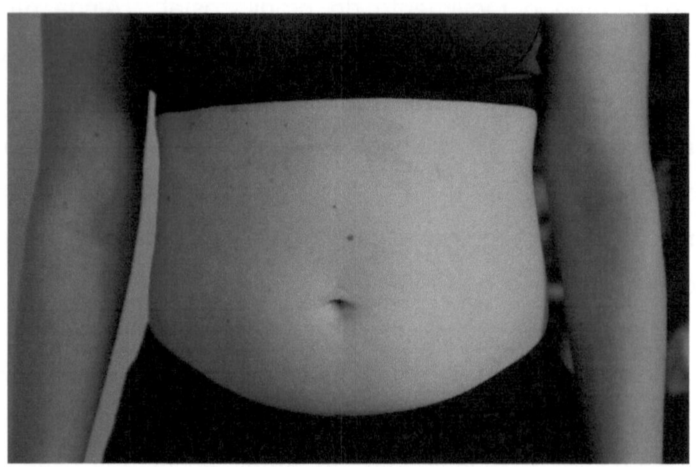

Figura 2. Expiração no canto lírico, com manutenção das costelas abertas e entrada do abdome.

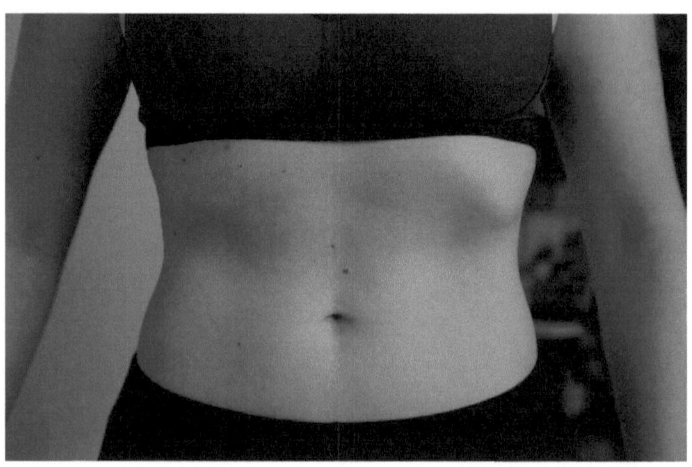

2 - Sobrecarga postural no canto lírico

"A good posture is considered an optimum alignment of the body, with minimal energy requirements from the neuromuscular system without causing excessive strain on the various tissues. The effect of a change in one joint can have consequences anywhere along the kinetic chain. These changes can manifest in gait, joint load, neural function, endurance, strength, balance, muscle coordination, respiratory function, and ultimately the voice."[48]

Parece ser de comum acordo entre pesquisadores da ciência da voz a noção de que a postura corporal é um ponto muito importante para o controle da produção vocal para cantores líricos[49]. A postura mais comumente descrita como ideal é aquela em que os pés estão separados, levemente em contato e ancorados no solo, os joelhos relaxados e destravados, o peito alto e aberto, os ombros relaxados e a cervical verticalizada[50]. Diferentes escolas de canto podem, no entanto, indicar variações com relação a este ideal. O importante é ter claro que a adoção de uma postura mais alinhada interfere de maneira positiva no controle vocal e que é um dos objetivos do atleta da voz a manutenção desta postura durante toda a performance.

[48] "Uma boa postura é considerada quando existe um ótimo alinhamento do corpo, com o mínimo de gasto energético do sistema neuromuscular, sem causar tensão excessiva nos diversos tecidos. O efeito de uma mudança em uma articulação pode ter consequências em qualquer lugar ao longo da cadeia cinética. Essas mudanças podem se manifestar na marcha, carga articular, função neural, resistência, força, equilíbrio, coordenação muscular, função respiratória e, finalmente, na voz." (tradução livre) - Cardoso R, Lumini-Oliveira J, Meneses RF. Associations between Posture, Voice, and Dysphonia: A Systematic Review. J Voice. 2019 Jan;33(1):124.e1-124.e12.

[49] Wilson Arboleda BM, Frederick AL. Considerations for maintenance of postural alignment for voice production. J Voice. 2008 Jan;22(1):90-9.

[50] Calais-Germain B, Germain F, Anatomie pour la voix. Comprendre et améliorer la dynamique de l'appareil vocal. Italie: Désiris; 2013.

A manutenção da postura durante a execução do canto lírico é, portanto, mais um desafio a ser gerido pelos atletas da voz, pois os seus próprios gestos artísticos (como os movimentos respiratórios e as articulações) interferem no controle postural, aumentando significativamente a demanda energética do sistema músculo esquelético durante a atividade[51].

Outros fatores e condições inerentes à performance operística também aumentam a sobrecarga postural: além dos desequilíbrios causados pelo cantar em si, os atletas da voz comumente são submetidos a outros fatores desestabilizadores, como figurinos pesados, que podem possuir adornos na cabeça e/ou espartilhos, saltos altos, palcos inclinados, cenários instáveis, e ainda às necessidades posturais específicas de cada personagem[52].

Para manter a postura e consequentemente a boa produção sonora, o cantor lírico demanda muito do sistema músculo esquelético. Este, por sua vez, tem uma capacidade limitada para gerir o excesso de solicitação, causando normalmente sobrecargas musculares. Com o passar dos anos o corpo do cantor vai se adaptando às altas demandas da atividade artística, passando por transformações em sua forma, sua potência e na sua reatividade, mesmo quando não está em atividade[53]. Di Carlo (1998), por exemplo, já observou em seu estudo alterações na curvatura cervical de cantores líricos profissionais mesmo em repouso, provavelmente devido à continuidade da execução de gestos artísticos para controle do trato vocal[54].

---

[51] Peultier-Celli L, Audouin M, Beyaert C, Perrin P. Postural Control in Lyric Singers. J Voice. 2020 May 23:S0892-1997(20)30154-5.

[52] Wilson Arboleda BM, Frederick AL. Considerations for maintenance of postural alignment for voice production. J Voice. 2008 Jan;22(1):90-9

[53] Banfi M. Canto e Postura. Principi posturali ed osteopatici al servizio del cantante. Itália: Simplicissimus Book Farm srl.; 2013. 1341 posições. (Edição Digital).

[54] Scotto Di Carlo N. Cervical spine abnormalities in professional singers. Folia Phoniatr Logop. 1998;50(4):212-8.

Como vimos no capítulo anterior, muitos dos músculos usados para o controle vocal possuem anteriormente uma função postural, o que aumenta significativamente a demanda sobre estas musculaturas. O diafragma, por exemplo, é responsável por 80% do trabalho respiratório, porém possui também outras funções: através da modulação da pressão intra-abdominal participa da estabilização postural, auxilia na micção, defecação e no parto, e é importante para a função cardíaca e para o fluxo linfático[55].

A sobrecarga contínua em uma musculatura causa a sua hipertrofia. Woodring e Bognar (1998) já escreveram sobre a grande hipertrofia encontrada no músculo diafragmático de um cantor lírico[56]. O achado de que a maioria dos atletas da voz do nosso estudo (detalhado no próximo capítulo), apresentou hipertonia diafragmática, também aponta para que esta seja outra consequência deletéria da sobrecarga mal gerenciada da prática artística do canto lírico por anos[57].

---

[55] Kocjan J, Mariusz A, Bozena G-Z, Damian C, Mateusz R. Network of breathing. Multifunctional role of the diaphragm: a review. Advances in Respiratory Medicine. 2017;85(4):224–32.1.

[56] Woodring JH, Bognar B. Muscular Hypertrophy of the Left Diaphragmatic Crus: An Unusual Cause of a Paraspinal "Mass". Journal of Thoracic Imaging. 1998;13(Lippincott-Raven Publishers):144–5.

[57] Helene, Tati, Cristina Prota, e Angelica Alonso Castilho. "Avaliação manual da mobilidade e tonicidade diafragmática em cantores líricos profissionais e não-cantores." *Fisioterapia Brasil* 21.5 (2020): 492-500.

3 - Avaliação da tonicidade diafragmática

A avaliação da tonicidade do diafragma aqui proposta pode ser realizada de duas maneiras: pela forma clínica, em que, além da tonicidade, avalia-se a mobilidade diafragmática, e pela autoavaliação, que permite um auto controle e percepção do próprio cantor.

- Avaliação clínica

Deve ser realizada em três etapas: Etapa 1 e 2 - avaliação da mobilidade diafragmática, pela Manual Evaluation of the Diaphragm Scale (MED Scale)[58][59] e Etapa 3 - avaliação da tonicidade diafragmática conforme a avaliação descrita por Rial e Pinsach, 2015[60].

Etapa 1 e 2 - A avaliação manual do diafragma deve ser feita com o paciente em decúbito dorsal, com os joelhos fletidos e pés apoiados na maca. Para avaliar a mobilidade do diafragma o terapeuta deve avaliar:

I. o movimento costal durante a respiração, que consiste em lateralização do gradil costal durante a inspiração com direção caudal e o oposto durante a expiração, com as mãos do avaliador gentilmente apoiadas sobre as laterais das bordas costais [Figura 3];

---

[58] Bordoni B, Marelli F, Morabito B, Sacconi B. Manual evaluation of the diaphragm muscle. International Journal of COPD. 2016;11(Dovepress):1949–56.
[59] Bordoni B, Marelli F, Morabito B, Sacconi B. Proposal for a New Manual Evaluation Scale for the Diaphragm Muscle: Manual Evaluation of the Diaphragm Scale - MED - Scale. International Journal of Complementary & Alternative Medicine. 2017;7(6)(MedCrave):1–7.
[60] Rial T, Pinsach P. Ejercicios Hipopresivos - Mucho más que abdominales. Espanha: La esfera de los libros; 2015. 3264 posições. (Edição Digital).

Figura 3. Avaliação do movimento costal.

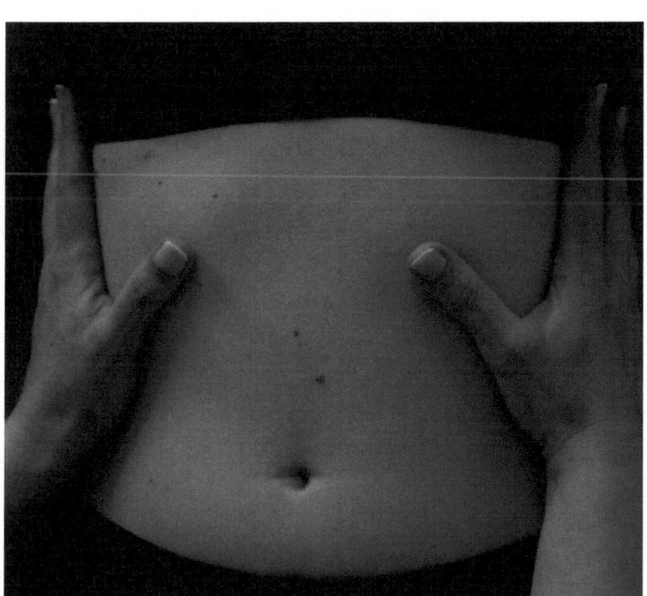

II.

A. a excursão diafragmática durante a respiração. O diafragma deve se abaixar durante a inspiração e se elevar durante a expiração, o que será aferido pelo terapeuta com suas mãos posicionadas anteriormente às bordas costais, com os polegares abaixo das costelas na margem costal inferior e os outros dedos apoiados gentilmente nas costelas superiores[61] [Figura 4];

---

[61] Bordoni B, Marelli F, Morabito B, Sacconi B. Manual evaluation of the diaphragm muscle. International Journal of COPD. 2016;11(Dovepress):1949–56.

Figura 4. Avaliação da excursão diafragmática.

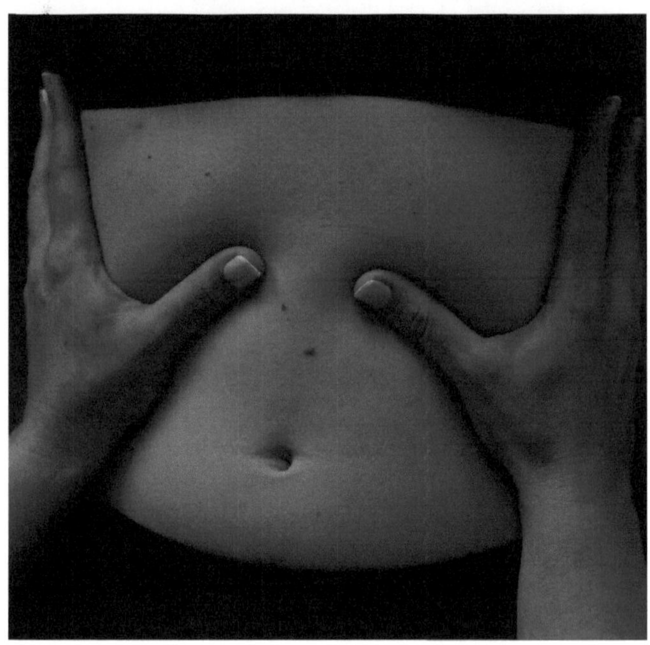

III. gradação quanto à mobilidade diafragmática deve ser avaliada conforme a MED Scale - Manual Evaluation of the Diaphragm Scale que classifica cada um dos lugares de avaliação e seus lados separadamente em 5 gradações distintas sendo:

1. Sem restrição de movimento;
2. Leve restrição de movimento;
3. Média restrição de movimento;
4. Severa restrição de movimento;

5. Sem movimento[62].

Etapa 3 - Para avaliar a tonicidade do diafragma, o terapeuta deve colocar o polegar logo abaixo das bordas costais e tentar inseri-lo sob as costelas durante a expiração do paciente[63]. A escala de avaliação é de 3 possíveis gradações, sendo elas:

1. *Normal*, quando os dedos do avaliador conseguirem uma penetração de uma ou duas falanges sem nenhum desconforto ao paciente [Figura 5];
2. *Hipertonia moderada*, quando o avaliador tiver dificuldade de introduzir os dedos e/ou o paciente sentir desconforto [Figura 6];
3. *Hipertonia severa*, quando os dedos do avaliador não conseguirem entrar e/ou a tentativa causar desconforto ao paciente [Figura 7][64].

Os resultados são anotados em uma tabela específica para esta avaliação, devem ser analisados com a finalidade diagnóstica e arquivados para uma relação comparativa após abordagens de reequilíbrio, por exemplo [Tabela I].

---

62 Bordoni B, Marelli F, Morabito B, Sacconi B. Proposal for a New Manual Evaluation Scale for the Diaphragm Muscle: Manual Evaluation of the Diaphragm Scale - MED - Scale. International Journal of Complementary & Alternative Medicine. 2017;7(6)(MedCrave):1–7.

63 idem

64 Rial T, Pinsach P. Ejercicios Hipopresivos - Mucho más que abdominales. Espanha: La esfera de los libros; 2015. 3264 posições. (Edição Digital).

Figura 5. Gradação normal.

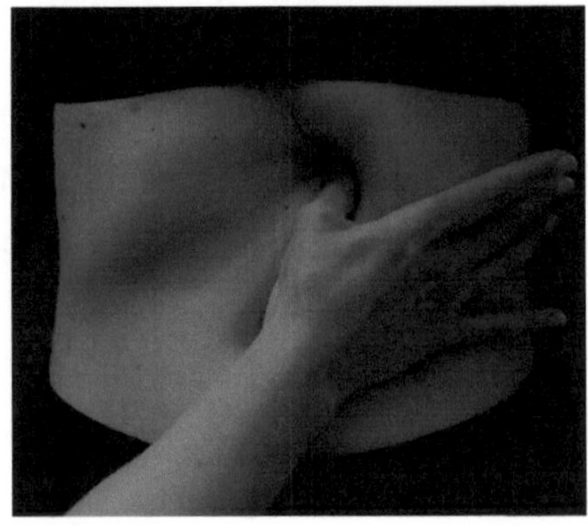

Figura 6. Gradação de hipertonia moderada.

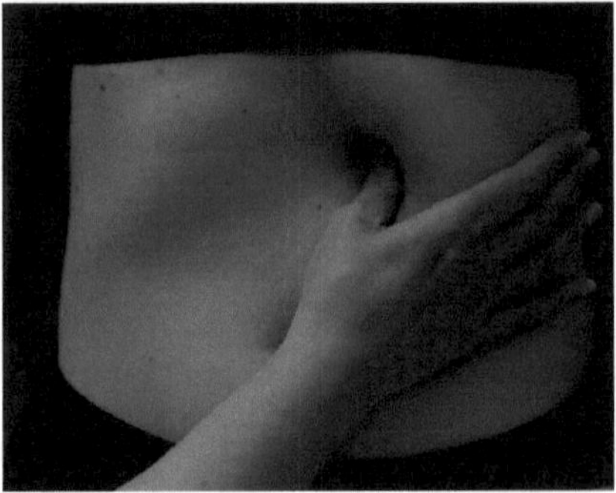

Figura 7. Gradação de hipertonia severa.

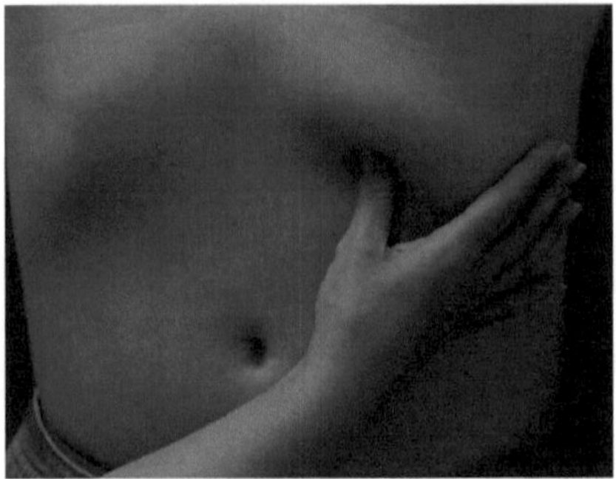

Tabela I. *Tabela usada para avaliação clínica*

A) Avaliação da Mobilidade Diafragmática

Posição	***Direito***	***Esquerdo***
1 - Movimento Costal		
2 - Excursão do Diafragma		

MED Scale:

1- Sem restrição de movimento
2 - Leve restrição de movimento
3 - Média restrição de movimento
4 - Severa restrição de movimento
5 - Sem movimento

B) Avaliação da Tonicidade Diafragmática

	Direito	**Esquerdo**
Tonicidade		

Graus:

1 - Normal, quando o dedo do avaliador conseguir entrar de uma a duas falanges sem nenhum desconforto ao paciente
2 - Hipertonia moderada, quando o avaliador tem dificuldade de introduzir o dedo e o paciente sente desconforto
3 - Hipertonia severa, quando o dedo do avaliador não conseguir entrar e a tentativa causar desconforto ao paciente

- **Autoavaliação da tonicidade**

A autoavaliação da tonicidade diafragmática deve ser realizada com o cantor em decúbito dorsal, pernas flexionadas e pés apoiados na cama ou no chão. O cantor deve primeiramente apalpar com os 4 dedos das mãos (sem o polegar) a região abaixo de suas costelas [Figura 8]. As mãos devem estar centralizadas em relação ao corpo, com uma distância de 3 a 4 dedos entre os dedos indicadores de cada mão, e, ao expirar, o cantor deve tentar introduzir os dedos (principalmente o indicador) embaixo de suas costelas.

Figura 8. Auto-avaliação da tonicidade do diafragma.

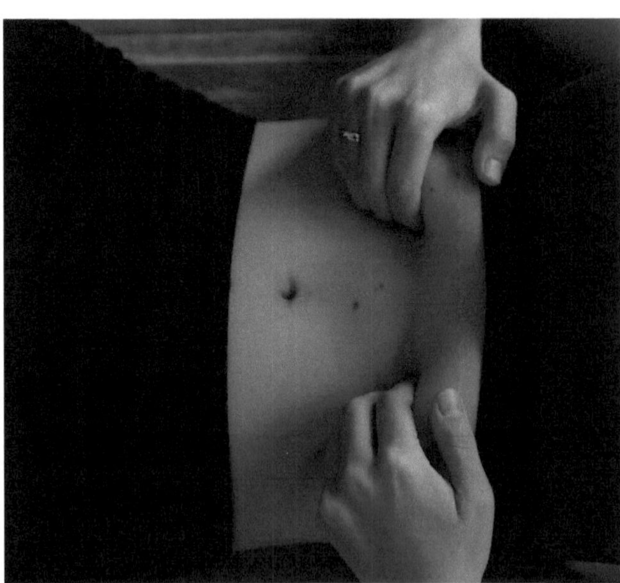

A escala de avaliação é de 3 possíveis gradações, sendo elas:

1. Normal, quando os dedos conseguirem uma penetração de uma ou duas falanges sem nenhum desconforto;
2. Hipertonia moderada, quando houver dificuldade de introduzir os dedos e/ou sentir desconforto;
3. Hipertonia severa, quando os dedos não conseguirem entrar e/ou a tentativa causar desconforto[65].

Ao observar algum quadro de hipertonia severa em qualquer dos lados do diafragma ou hipertonia moderada em ambos os lados ou apenas no lado esquerdo recomenda-se que o cantor procure um fisioterapeuta.

- Estudo transversal controlado

Fizemos um estudo transversal controlado para avaliar a tonicidade e a mobilidade diafragmática em cantores e em não cantores, a fim de observar as diferenças entre os grupos[66].

O estudo foi feito a partir das normas da Resolução 466/12 do Conselho Nacional de Saúde sobre pesquisa envolvendo seres humanos e aprovado pelo comitê de ética da Universidade São Judas Tadeu sob o número de parecer 3.327.706.

Os participantes, de ambos os sexos, foram divididos em dois grupos:

---

[65] Rial T, Pinsach P. Ejercicios Hipopresivos - Mucho más que abdominales. Espanha: La esfera de los libros; 2015. 3264 posições. (Edição Digital).

[66] Helene, Tati, Cristina Prota, and Angelica Alonso Castilho. "Avaliação manual da mobilidade e tonicidade diafragmática em cantores líricos profissionais e não-cantores." *Fisioterapia Brasil* 21.5 (2020): 492-500.

I. cantores líricos profissionais (G1)
II. grupo Controle, composto de não-cantores (GC).

Os critérios de inclusão na pesquisa foram os seguintes: para ser inserido no grupo G1, o participante deveria ser cantor lírico em nível profissional há pelo menos 10 anos; para o grupo GC, não deveria exercer esta atividade, seja como profissional ou amador, possuindo IMC e idade semelhante ao de participantes do grupo G1. Para ambos os grupos: não ter sofrido qualquer doença que interfira no tônus muscular e/ou na mobilidade diafragmática.

Os critérios de exclusão da pesquisa foram os seguintes: para ambos os grupos, ter sofrido qualquer doença ou intervenção cirúrgica que altere o tônus muscular e/ou a mobilidade diafragmática, e para o grupo GC, não possuir idade ou IMC semelhante aos participantes do G1, impossibilitando seu pareamento com o G1.

Foram 54 participantes na pesquisa, sendo 16 no G1 (Grupo dos cantores) e 38 no GC. Foram excluídos um participante do G1 por apresentar alterações físicas que poderia alterar sua tonicidade ou mobilidade diafragmática, e quatorze participantes do GC: seis por cantarem amadoramente, terem estudado canto formalmente ou possuírem alguma alteração física que pudesse alterar a tonicidade ou mobilidade diafragmática e oito por não parearem com os participantes do G1 (quatro por terem acima de 60 anos, três por terem abaixo de 25 anos e um por ter IMC de 18.2 abaixo do normal). Ficaram no final, então, 15 participantes no grupo dos cantores e 24 no grupo controle [Figura 9].

Figura 9. Fluxograma do processo de seleção de amostra de cantores líricos profissionais e controle.

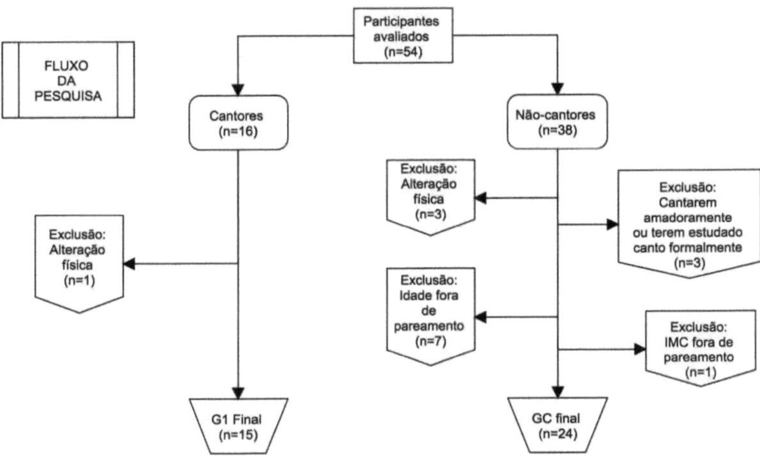

A tabela II descreve a caracterização da amostra dividida por grupo de cantores e controle, apontando que não houve diferença entre eles.

Tabela II. *Caracterização da amostra de cantores líricos profissionais e controle.*

	Cantores			Controle			
	n	M_a(dp)	M	n	M_a(dp)	M	*p*
Idade (anos)	15	39.33 (6.4)	38	24	39.79 (7.69)	39	0.767
Idade Fem (anos)	7	40.42 (9.1)	37	13	38.53 (4.6)	38	0.955
Idade Masc (anos)	8	38.37 (3.3)	38	11	27.73 (4.5)	41	
IMC (kg/m^2)	15	27.64 (5.0)	24.7	24	25.76 (3.99)	25.35	0.275
IMC Fem (kg/m^2)	7	27.52 (5.8)	24.7	13	24.76 (3.4)	24.3	0.694
IMC Masc (kg/m^2)	8	27.73 (4.5)	25.8	11	26.95 (4.3)	25.6	
Tempo de canto (anos)	15	20.4 (6.7)	20	-	-	-	-
Tempo de canto Fem (anos)	7	22.28 (9.2)	20	-	-	-	0.694
Tempo de canto Masc (anos)	8	16.66 (2.1)	20	-	-	-	

Teste U Mann-Whitney / Legenda: Fem- feminino; Masc – masculino; IMC – índice de massa corporal; M_a- mediana; M - média; dp - desvio padrão

A avaliação manual do diafragma foi feita pelo mesmo avaliador em ambos os grupos, sem o conhecimento deste sobre o grupo ao qual pertencia cada participante. O procedimento foi realizado conforme a descrição acima, após os participantes aceitarem o TCLE e responderem ao questionário de saúde, hábitos de vida e profissionais [Anexo]. Os dados foram analisados no programa SPSS versão 20 e apresentados por meio de média, mediana, desvio padrão, frequência e porcentagem. Às variáveis categóricas foram aplicadas o teste qui-quadrado. Inicialmente se aplicou o teste de Shapiro- Wilk e como não houve distribuição normal, para a comparação entre os grupos foi aplicado o teste de Mann-Whitney e para a correlação das variáveis demográficas e mobilidade e tonicidade diafragmática do grupo dos cantores foi usado o Coeficiente de correlação de Spearman. Para todas as análises estatísticas, o nível de significância adotado foi de 5%.

Na comparação da distribuição da avaliação manual do diafragma observamos que o grupo dos cantores apresentou distribuição significativamente diferente em relação à tonicidade bilateral do diafragma, apresentando os indivíduos avaliados maior hipertonicidade em relação ao grupo controle (Tabela III).

Na comparação intragrupo do grupo dos cantores em relação aos sexos não houve diferenças estatísticas (Tabela IV).

Houve correlação moderada positiva entre IMC e mobilidade costal D ($r = 0.605$; $p = 0.01$) e E ($r = 0.605$; $p = 0.01$); excursão do diafragma D ($r = 0.738$; p $p \leq 0.001$) e E($r = 0.,500$; $p = 0.05$) e tonicidade do diafragma E ($r = 0.516$; $p = 0.04$) (Tabela V).

Tabela V. *Correlação entre variáveis demográficas (tempo de canto, idade e IMC) e os dados coletados (mobilidade e tonicidade diafragmática) no grupo dos cantores líricos*

	Tempo de canto r(p)	**Idade r(p)**	**IMC r(p)**
Mobilidade Costal D	0.143(0.61)	0.321(0.24)	0.605(0.01)*
Mobilidade Costal E	0.143(0.61)	0.321(0.24)	0.605(0.01)*
Excursão do Diafragma D	0.317(0.24)	0.42(0.11)	0.738(p≤0.001)*
Excursão do Diafragma E	0.302(0.27)	0.45(0.09)	0.500(0.05)*
Tonicidade e Diafragma D	0.210(0.45)	0.08(0.75)	0.275(0.32)
Tonicidade e Diafragma E	0.05(0.84)	0.295(0.28)	0.516(0.04)*

r de Spearman *p≤0.05

Legenda: D - Direito e E - Esquerdo

A correlação moderada positiva entre IMC e mobilidade costal bilateral, excursão diafragmática bilateral e tonicidade do diafragma esquerdo, nos aponta para as alterações da função respiratória com relação ao aumento de peso, não apresentando correlação com o tempo de canto ou a idade do indivíduo. A obesidade gera alterações da região tóraco-abdominal que levam à limitação da mobilidade diafragmática e do movimento costal, sendo ambas essenciais para uma boa mecânica ventilatória[67]. Panizzi et al em 2004 já apontaram em seu estudo uma tendência para a diminuição da mobilidade torácica em indivíduos com IMC acima do normal[68]. Esse achado pode indicar que, para os atletas da voz, seja importante um controle em relação ao peso, para que não haja aumento, para além do que a própria atividade laboral já propicia, das chances de alterações na mobilidade, excursão e tonicidade do diafragma.

Concluímos com esse estudo que os gestos artísticos usados pelos cantores líricos profissionais afetam a tonicidade do diafragma.

[67] Costa Melo L, da Silva MAM, Calles AC do N. Obesidade e função pulmonar: uma revisão sistemática. Einstein (São Paulo). 2014;12(1):120–5.

[68] Panizzi EA, Cordova FF, Pavan MP, Pamplona CM de A, Mozerle A, Kerkoski E. Mobilidade Torácica em indivíduos com peso corporal acima, no desejável e abaixo do normal. In VIII Encontro Latino Americano de Iniciação Científica e IV Encontro Latino Americano de Pós-Graduação – Universidade do Vale do Paraíba; 2004. p. 467–71.

Tabela III- *Comparação entre os grupos de cantores líricos e controles na avaliação da mobilidade e da tonicidade do diafragma*

		Cantores		Controle		
		F	**(%)**	**F**	**%**	**χ2 (p)**
Mobilidade costal D	Sem restrição	10	66.7	20	83.3	5.200 (0.07)
	Leve restrição	2	13.3	4	16.7	
	Média restrição	-	-	-	-	
	Severa restrição	-	-	-	-	
	Sem movimento	3	20%	-	-	
Mobilidade costal E	Sem restrição	10	66.7	19	79.2	5.283(0.07)
	Leve restrição	2	13.3	5	20.8	
	Média restrição	-	-	-	-	
	Severa restrição	-	-	-	-	
	Sem movimento	3	20	-	-	
Excursão do Diafragma D	Sem restrição	6	40	18	75	5.502(0.06)
	Leve restrição	8	53.3	6	25	
	Média restrição	-	-	-	-	
	Severa restrição	-	-	-	-	
	Sem movimento	1	6.7	-	-	
Excursão do Diafragma E	Sem restrição	8	53.3	20	83.3	5.468(0.141)
	Leve restrição	5	33.3	4	16.7	
	Média restrição	1	6.7	-	-	
	Severa restrição	-	-	-	-	
	Sem movimento	1	6.7	-	-	
Tonicidade do Diafragma D	Normal	3	20	20	83.3	16.712(p≤0.001) *
	Hipertonia Moderada	8	53.3	4	16.7	
	Hipertonia severa	4	26.7	-	-	
Tonicidade do Diafragma E	Normal	6	40	17	70.8	6.613(.,03)*
	Hipertonia Moderada	6	40	7	29.2	
	Hipertonia severa	3	20	-	-	

Teste qui-quadrado *p≤0.05

Legenda: D - Direito, E - Esquerdo e F - Frequência

Tabela IV - *Comparação entre os sexos dentro do grupo dos cantores líricos na avaliação da mobilidade e da tonicidade do diafragma*

		Feminino		Masculino		
		F	(%)	F	%	χ2 (p)
Mobilidade costal D	Sem restrição	6	85.7	4	50	3.348(0.18)
	Leve restrição	1	14.3	1	12.5	
	Média restrição	-	-	-	-	
	Severa restrição	-	-	-	-	
	Sem movimento	-	-	3	37.5	
Mobilidade costal E	Sem restrição	6	85.7	4	50	3.348(0.18)
	Leve restrição	1	14.3	1	12.5	
	Média restrição	-				
	Severa restrição	-				
	Sem movimento	-		3	37.5	
Excursão do Diafragma D	Sem restrição	3	42.9	3	37.5	0.938(0.62)
	Leve restrição	4	57.1	4	50	
	Média restrição	-	-	-	-	
	Severa restrição	-	-	-	-	
	Sem movimento	-	-	1	12.5	
Excursão do Diafragma E	Sem restrição	5	71.4	3	37.5	2.645(0.45)
	Leve restrição	2	28.6	3	37.5	
	Média restrição	-	-	1	12.5	
	Severa restrição	-	-	-	-	
	Sem movimento	-	-	1	12.5	
Tonicidade do Diafragma D	Normal	1	14.3	2	25	0.268(0.87)
	Hipertonia moderada	4	57.1	4	50	
	Hipertonia severa	2	28.6	2	25	
Tonicidade do Diafragma E	Normal	3	42,9	3	37,5	0.268(0.87)
	Hipertonia moderada	3	42.9	3	37.5	
	Hipertonia severa	1	14.3	2	25	

Teste qui-quadrado
*p≤0.05
Legenda: D - Direito, E - Esquerdo e F - Frequência

4 - A questão da mobilidade

A hipertonicidade comumente é acompanhada de uma perda da mobilidade, pois a alteração no tônus muscular dificulta a contração e alongamento completo do músculo hipertônico. A hipótese de uma inter-relação entre a diminuição da mobilidade costal e o exercício do canto, no entanto, não se comprovou neste estudo. Vale observar que a diferença entre os grupos teve um *p* muito próximo de 0.05 e apenas no grupo dos cantores, mais especificamente nos participantes do gênero masculino deste grupo, foram encontradas distribuições de mobilidade costal sem movimento, sendo esta apresentada por 37.5% dos participantes masculinos.

Esses dados nos chamam a atenção e nos levam a questionar as limitações deste estudo, pois apontam para uma tendência à diminuição da mobilidade costal no grupo dos atletas da voz.

Nossa principal limitação foi o número de participantes do grupo dos cantores líricos profissionais. Por ser este um grupo muito específico, existe uma dificuldade em reunir um número maior de participantes, que permitiria que pudéssemos eventualmente observar as alterações na mobilidade costal com relevância estatística.

Os resultados encontrados, porém, indicam que a mobilidade costal em cantores líricos deve ser frequentemente avaliada e, caso sejam encontradas alterações, tratadas pelo fisioterapeuta responsável.

Outro questionamento advindo desta diferença nos dados entre homens e mulheres, também de grande importância durante o tratamento fisioterapêutico dos atletas da voz, é a diferença do comportamento da dinâmica respiratória entre os gêneros. Diferenças anatômicas poderiam explicar essa questão da menor mobilidade:

mulheres apresentam uma menor dimensão radial da caixa torácica e maior inclinação das costelas em relação aos homens, o que promove uma maior mobilidade torácica durante a respiração basal[69]. No caso de indivíduos do sexo masculino, portanto, em função da menor mobilidade torácica, qualquer alteração seria mais perceptível.

Essas diferenças entre os gêneros também devem ser avaliadas em relação à fadiga e sobrecarga muscular. Schaeffer et al apontam para uma maior percepção da dispneia em mulheres do que em homens após atividade física, o que advém da existência de um impulso motor respiratório neural maior para superação das restrições mecânicas dinâmicas femininas[70]: com um pulmão menor, as mulheres devem respirar mais vezes para poder suprir o corpo com o oxigênio necessário para a atividade física, aumentando o trabalho dos músculos respiratórios, e por conseguinte, aumentando suas chances de entrar em fadiga e acumular sobrecargas.

Novos estudos se fazem essenciais para esclarecer essa possibilidade de alteração na mobilidade costal dos atletas da voz, particularmente nos do gênero masculino, com um número de participantes maior, e para elucidar as diferenças de sobrecarga diafragmática entre os gêneros.

---

[69] MACHADO, Maria da Glória Rodrigues. Bases da fisioterapia respiratória: terapia intensiva e reabilitação. Rio de Janeiro: Guanabara Koogan, 2008. ISBN 9788527713658.

[70] Schaeffer, M.R., Mendonca, C.T., Levangie, M.C., Andersen, R.E., Taivassalo, T. and Jensen, D. (2014), Physiological mechanisms of sex differences in exertional dyspnoea: role of neural respiratory motor drive. Experimental Physiology, 99: 427-441.

5 - Malefícios da hipertonicidade

O termo hipertonicidade muscular se refere a um aumento do tônus muscular de maneira geral, o que inclui espasticidade, rigidez, distonia e contratura. Para cada uma destas condições, o mecanismo fisiológico causador da hipertonicidade será diferente[71] mas, apesar disso, as consequências deletérias de sua presença serão as mesmas. A diferença fundamental estará nos diversos graus de hipertonicidade e, principalmente, nas abordagens de tratamento.

Nos capítulos anteriores, e principalmente no resultado do estudo clínico transversal, vimos que a causa da hipertonia diafragmática em cantores líricos profissionais é o uso específico da musculatura no decorrer dos anos. Podemos portanto, neste caso, considerar a hipertonicidade como proveniente de um estado de semi-contração muscular, em que o diafragma é mantido em posição mais baixa aumentando o grau de tensão em suas inserções[72].

As duas cruras diafragmáticas inserem posteriormente o diafragma nas primeiras 3 vértebras lombares (de L1 a L3)[73]. As cruras são unidas por um ligamento arqueado mediano fibroso. O excesso de tensão proveniente da hipertonia pode tracionar estas vértebras causando lordose ou curvatura excessiva da coluna vertebral[74] com lombalgia associada[75] ou desequilíbrio postural. Alterações como

---

[71] Mense S., Masi A.T. (2010) Increased Muscle Tone as a Cause of Muscle Pain. In: Mense S., Gerwin R. (eds) Muscle Pain: Understanding the Mechanisms. Springer, Berlin, Heidelberg.

[72] Urbanowicz, M. The dynamic diaphragm. Kinesiology Zone.

[73] NETTER, F. H. Atlas de Anatomia Humana. 4 ed. Rio de Janeiro: Elsevier, 2008.

[74] Urbanowicz, M. The dynamic diaphragm. Kinesiology Zone.

[75] Barbosa, J.S., Almeida, L.P., Oliveira, M., Sacramento, M.D., Gomes, V.A., Petto, J., & Santos, A.C. (2020). Influência do músculo diafragma no controle postural, na propriocepção e na dor lombar. Fisiologia do Exercício v18n4.

hipertrofia ou um posicionamento mais baixo do ligamento arqueado mediano fibroso podem causar compressão da artéria celíaca, o que pode causar a síndrome do ligamento mediano arqueado (que possui como principais sintomas a dor epigástrica e a perda de peso)[76] ou interferir no funcionamento dos órgãos irrigados por esta artéria: estômago, fígado, duodeno, baço e pâncreas.

Figura 10. Vista anterior do diafragma.

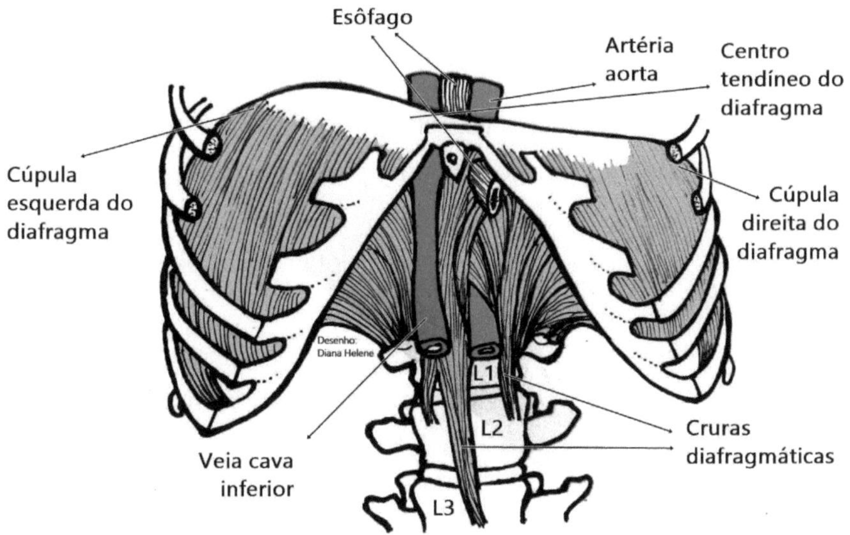

O excesso de tensão também pode interferir nas outras inserções do diafragma. Na parte esternal ele se insere na face posterior do processo xifóide e na parte costal nas superfícies internas das cartilagens costais inferiores e nas costelas 7-12, podendo o tensionamento causar dor nestas regiões.

---

[76] Laura K. Nason, Christopher M. Walker, Michael F. McNeeley, Wanaporn Burivong, Corinne L. Fligner, and J. David Godwin. Imaging of the Diaphragm: Anatomy and Function. RadioGraphics 2012 32:2, E51-E70

Outra disfunção possível proveniente do excesso de tônus no diafragma é uma alteração no funcionamento das estruturas nervosas e vasculares que passam por ele. Os nervos vago e esplâncnico são responsáveis pela comunicação entre os intestinos e o cérebro, enviando constantes feedbacks tanto aferentes quanto eferentes. Havendo a presença de focos de hipertonicidade no diafragma (e consequentemente no caminho a ser percorrido por estes impulsos elétricos) sua capacidade de transmissão de informações pode ser alteradas causando problemas digestivos[77] tais como constipação, diarréia ou disbiose e/ou disfunções no sistema nervoso autônomo, o que interfere na gestão do estresse e nos ciclos de repouso do organismo. Já as alterações vasculares ocorrem principalmente com relação ao retorno venoso e o sistema linfático, uma vez que o quadro de hipertonia pode dificultar o sistema de drenagem dos líquidos, podendo causar o acúmulo destes, com sintomas de pernas pesadas, por exemplo[78].

Rial e Pinsach em 2015 sugerem ainda, como consequências possíveis da hipertonia do diafragma, cintura abdominal proeminente e alterações no assoalho pélvico, que podem facilitar o aparecimento de hérnias (abdominais ou inguinais), prolapsos e incontinência urinária[79], ligadas a uma disfunção na gestão da pressão intra-abdominal (PIA). A PIA é definida como a pressão em estado estacionário oculta dentro da cavidade abdominal e é resultante da interação entre a parede abdominal, as vísceras, das fases respiratórias através da

---

[77]Sardin, C. Back Pain, Anxiety, Digestive Disorder, Weak Pelvic Floor? Your Diaphragm Might be Guilty. Healthy by nature, 2019.

[78] idem

[79] Rial T, Pinsach P. Ejercicios Hipopresivos - Mucho más que abdominales. Espanha: La esfera de los libros; 2015. 3264 posições. (Edição Digital).

movimentação do diafragma e do assoalho pélvico[80]. Uma boa gestão da PIA ocorre quando todas essas estruturas se movimentam harmoniosamente e sincronicamente durante o processo da respiração. Um diafragma hipertônico não se movimenta mais dessa forma e oferece uma resistência muito maior na parte superior da cavidade abdominal, aumentando assim a pressão sob as demais estruturas e alterando o funcionamento das mesmas.

Alterações no diafragma podem também propiciar hérnias de hiato[81], uma das causas da Doença do Refluxo Gastroesofágico, doença esta com maior prevalência entre cantores profissionais do que a média da população segundo Cammarota e tal[82]. Os autores relatam uma prevalência estatisticamente mais alta de azia, regurgitação, tosse e voz rouca em cantores líricos profissionais do que a amostra da população, com taxas de prevalência ajustadas de 1.60 (intervalo de confiança de 95% [IC], 1.32– 1.94), 1.81 (IC95%, 1.42-2.30), 1.40 (IC95% 1.18-1.67) e 2.45 (IC95% 1.97-4.04), respectivamente. A explicação fisiológica para estes achados, havendo ou não o diagnóstico de hérnia de hiato, se encontra no fato de que na posição mais baixa do diafragma causada pela hipertonia os músculos do esfíncter esofágico não conseguem se fechar corretamente e permitem que o refluxo aconteça[83].

Por fim, a medicina osteopática faz referência, atualmente, a um modelo composto por 5 diafragmas: o diafragma craniano (tentório do cerebelo), diafragma bucal (língua), diafragma torácico alto (desfiladeiro torácico), diafragma respiratório ou torácico baixo, e diafragma pélvico

---

[80] Milanesi R, Caregnato RC. Intra-abdominal pressure: an integrative review. Einstein (Sao Paulo). 2016;14(3):423-430.
[81] Banfi M. Canto e Postura. Principi posturali ed osteopatici al servizio del cantante. Itália: Simplicissimus Book Farm srl.; 2013. 1341 posições. (Edição Digital).
[82] Cammarota G, Masala G, Cianci R, Palli D, Capaccio P, Schindler A, et al. Reflux symptoms in professional opera choristers. Gastroenterology. 2007;132(3):892-898.
[83] Urbanowicz, M. The dynamic diaphragm. Kinesiology Zone.

(assoalho pélvico). Seus autores defendem que estes diafragmas se relacionam profundamente entre si e de que alterações em cada um deles podem interferir no funcionamento dos outros[84][85]. Sendo assim, a hipertonicidade diagramática teria consequência direta sobre os demais sistemas elencados. Esta relação pode ainda sugerir uma interferência na qualidade sonora do atleta da voz, comprometendo sua eficácia de performance. Infelizmente não existem estudos ainda com essa abordagem, porém Corrêa Machado et al apontam melhora na produção e qualidade sonora de uma vogal sustentada após a realização de manobras de relaxamento e trabalho excêntrico do diafragma associada a uma manobra articulatória da terceira vértebra cervical[86], indicando uma possibilidade de relação entre alterações diafragmáticas e a produção vocal.

---

[84] Bordoni B. The Five Diaphragms in Osteopathic Manipulative Medicine: Neurological Relationships, Part 2. Cureus. 2020 Jun 20;12(6):e8713.

[85] Bordoni B. The Five Diaphragms in Osteopathic Manipulative Medicine: Neurological Relationships, Part 1. Cureus. 2020 Jun 19;12(6):e8697.

[86] Corrêa Machado, É., Fernandez Frigo, L., Anversa Bresolin, F., Lima, J., & Cielo, C. (2020). Immediate effects of cervical stimulation and diaphragmatic release on vocal production. *Fisioterapia em Movimento (Physical Therapy in Movement), 33*, 1 - 7.

6 - Abordagens de reequilíbrio e prevenção

Descreveremos neste capítulo as abordagens de tratamento com relação à hipertonicidade do diafragma. É fundamental, porém, destacar que muitas das consequências deletérias deste excesso de tônus podem acometer outras estruturas e sistemas. Recomendamos então que , uma vez que haja o diagnóstico desta condição em determinado paciente, o tratamento envolva tanto a hipertonia em si quanto a estrutura eventualmente acometida. No caso de uma disfunção no assoalho pélvico ser observada, por exemplo, deve ser tratado tanto o tônus do diafragma quanto a disfunção encontrada no assoalho pélvico, pois esta, uma vez instalada, não vai regredir apenas com o reequilíbrio do tônus diafragmático, sendo necessário um tratamento em duas frentes.

Como mencionamos anteriormente, as abordagens de tratamento para hipertonicidade diafragmática, quanto se está buscando reequilíbrio quando para a hipertonia já configurada ou a prevenção para que esta não se instaure, estão diretamente ligadas à sua causa. No caso dos atletas da voz, a causa está na demanda específica dos gestos artísticos da profissão em si, e estes gestos não poderão, portanto, ser alterados, para que não haja comprometimento do rendimento profissional. As abordagens possíveis para este grupo de artistas estão no campo da compensação muscular em função da alta demanda no exercício da profissão, e por essa razão podem ser usadas tanto para o objetivo do reequilíbrio quanto para o da prevenção.

No que se refere à compensação muscular, temos muito pouca literatura que aborde esse tema, e nenhuma direcionada especificamente aos atletas da voz. Podemos felizmente, no entanto, estabelecer paralelos com alguns estudos voltados à hipertonia diafragmática ocasionada pela prática de exercícios físicos em geral e usar conceitos metabólicos e de fisiologia ao pensar nas abordagens possíveis.

A avaliação manual do diafragma sugerida anteriormente pode ser usada clinicamente para aferir a tonicidade diafragmática nos atletas da voz e a partir disso podem ser pensados tratamentos possíveis para essas alterações.

A técnica abdominal hipopressiva é definida como uma técnica postural e sistêmica[87] que provoca a diminuição da tonicidade do diafragma e como consequência a diminuição da PIA, ativando por outros efeitos fisiológicos, diferentes grupos musculares que são antagonistas do ponto de vista postural do próprio diafragma[88]. Caufriez, o criador da técnica, indica que a prática sistemática da técnica relaxa o diafragma normalizando seu tônus[89]. Rial e Pinsach também indicam a prática da técnica abdominal hipopressiva como uma forma de abordagem no tratamento da hipertonia diafragmática causada por alta demanda em atividades físicas[90]. O movimento do *uddiyana bandha* da yoga e o vacum abdominal usado por fisiculturistas pode também ser uma forma de alongar o diafragma e assim interferir no seu tônus, porém não foram encontrados estudos que abordem o uso dessas técnicas com relação ao tônus diafragmático.

---

87 M. Caufriez, J.C. Fernández, R. Fanzel, T. Snoeck, Efectos de un programa de entrenamiento estructurado de Gimnasia Abdominal Hipopresiva sobre la estática vertebral cervical y dorsolumbar, Fisioterapia, Volume 28, Issue 4, 2006, Pages 205-216.

88 Caufriez M, Fernández-Domínguez JC, Brynhildsvoll N. Estudio preliminar sobre la acción de la gimnasia hipopresiva en el tratamiento de la escoliosis idiopática. Enferm Clin. 2011 Nov-Dec;21(6):354-8. Spanish.

89 Caufriez M. Gymnastique abdominale hypopressive. Caufriez: Bruxelles; 1997. p. 8–10.

90 Rial T, Pinsach P. Ejercicios Hipopresivos - Mucho más que abdominales. Espanha: La esfera de los libros; 2015. 3264 posições. (Edição Digital).

São viáveis também abordagens de tratamento concebidas originalmente para disfunções diafragmáticas originadas por outras causas, como aquelas surgidas por consequência da DPOC, por exemplo, excluindo as de origem neurológica. As abordagens mais comuns encontradas são as de terapia manual[91], com o objetivo de liberar, relaxar e aumentar a mobilidade do músculo; os exercícios respiratórios[92], quando o objetivo se encontra em recuperar a força da musculatura respiratória; e a prática de atividades físicas globais[93]. No caso dos atletas da voz, devido à execução de suas funções profissionais, deduz-se que não exista razão terapêutica para a aplicação do fortalecimento respiratório ou das atividades físicas globais, mas que as técnicas de terapia manual podem ajudar no objetivo da liberação e reequilíbrio tônico do diafragma.

Braga et al sugerem duas abordagens de terapia manual com o objetivo de liberar o diafragma e aumentar sua mobilidade: a elevação do diafragma e o relaxamento do diafragma. A *elevação do diafragma* consiste em uma técnica de alongamento do diafragma com suporte realizado pelo terapeuta e o *relaxamento do diafragma*, promove um maior relaxamento do diafragma em seu retorno durante a expiração com estímulo manual do terapeuta[94].

González-Álvarez et al usaram a técnica do *alongamento diafragmático* com auxílio do terapeuta, com objetivo de melhorar a

[91] Polastri M, Clini EM, Nava S, Ambrosino N. Manual Massage Therapy for Patients with COPD: A Scoping Review. Medicina (Kaunas). 2019 May 17;55(5):151.

[92] Beaumont M, Forget P, Couturaud F, Reychler G. Effects of inspiratory muscle training in COPD patients: A systematic review and meta-analysis. Clin Respir J. 2018 Jul;12(7):2178-2188.

[93] Spruit MA, Pitta F, McAuley E, ZuWallack RL, Nici L. Pulmonary Rehabilitation and Physical Activity in Patients with Chronic Obstructive Pulmonary Disease. Am J Respir Crit Care Med. 2015 Oct 15;192(8):924-33.

[94] Braga, D. K. A. P., Marizeiro, D. F., Florêncio, A. C. L., Teles, M. D., Silva, Ítalo C., Santos-Júnior, F. F. U., & Campos, N. G. (2016). Manual therapy in diaphragm muscle: effect on respiratory muscle strength and chest mobility. *Manual Therapy, Posturology & Rehabilitation Journal*, 1-5.

extensão cervical, flexão cervical direita e esquerda, flexibilidade da cadeia posterior e excursão da caixa torácica no nível xifóide[95].

Martinez-Hurtado et al indicam a técnica da *liberação miofascial do diafragma* como uma forma de melhorar os sintomas dos pacientes com Doença do Refluxo-gastroesofágico[96].

A técnica da *Voice Massage®*, terapia manual desenvolvida na Finlândia que tem como finalidade aumentar a mobilidade da caixa torácica ao respirar e liberar a tensão excessiva nos vários músculos usados na produção da voz (aparelho fonador e musculatura respiratória)[97], tanto para cantores profissionais como para outros profissionais da voz, como professores e locutores, também mostrou resultados positivos em relação à voz[98]. A técnica também libera e alonga a musculatura diafragmática, mas não se comenta, nos estudos publicados até o presente momento, nada que se refira especificamente à melhora no reequilíbrio tônico do diafragma.

Alguns autores sugerem também um aumento na eficácia de tratamento quando a terapia manual é associada à técnica abdominal hipopressiva[99], com resultados mais rápidos[100]. Em seu estudo,

---

[95] González-Álvarez, Francisco J et al. "Effects of diaphragm stretching on posterior chain muscle kinematics and rib cage and abdominal excursion: a randomized controlled trial." *Brazilian journal of physical therapy* vol. 20,5 405-411. 16 Jun. 2016.

[96] Martínez-Hurtado, I et al. "Effects of diaphragmatic myofascial release on gastroesophageal reflux disease: a preliminary randomized controlled trial." *Scientific reports* vol. 9,1 7273. 13 May. 2019,

[97] Leppänen K, Laukkanen AM, Ilomäki I, Vilkman E. A comparison of the effects of Voice Massage and voice hygiene lecture on self-reported vocal well-being and acoustic and perceptual speech parameters in female teachers. Folia Phoniatr Logop. 2009;61(4):227-38. doi: 10.1159/000228000.

[98] Leppänen K, Ilomäki I, Laukkanen AM. One-year follow-up study of self-evaluated effects of voice massage, voice training, and voice hygiene lecture in female teachers. Logoped Phoniatr Vocol. 2010 Apr;35(1):13-8.

[99] Silveira TLR, Pontes RB. Técnica hipopressiva para redução da linha subcostal em mulheres: artigo original [Internet] [Artigo (Graduação em Fisioterapia)]. [Fortaleza]: universidade Federal do Ceará; 2019 [citado 3 de fevereiro de 2020].

[100] Bellido-Fernández L, Jiménez-Rejano JJ, Chillón-Martínez R, Gómez-Benítez MA, De-La-Casa-Almeida M, Rebollo-Salas M. Effectiveness of Massage Therapy and Abdominal Hypopressive Gymnastics in Nonspecific Chronic Low Back Pain: A Randomized Controlled Pilot Study. Evid Based Complement Alternat Med. 2018 Feb 22;2018:3684194.

Muralimohan aponta para a eficiência da liberação miofascial do diafragma associada com exercícios respiratórios do Yoga (infelizmente o *uddiyana bandha* não faz parte dos exercícios propostos no estudo) na melhora da mobilidade diafragmática[101], porém sem um grupo controle para averiguar se há diferença com a aplicação das técnicas em separado ou associadas.

As abordagens para reequilíbrio do tônus diafragmático se adequam perfeitamente também como estratégias para a prevenção, sendo recomendado que o cantor lírico profissional seja acompanhado por um fisioterapeuta desde o início de seus estudos vocais, de forma a compensar as grandes demandas sobre o diafragma e minimizar desequilíbrios posturais[102] que possam aumentar a demanda sobre este músculo. Através desta associação é possível contribuir para uma evolução do controle dos gestos artísticos, com eficácia, mas com menor efeito negativo sobre o principal músculo da respiração.

---

[101] Muralimohan, R (2019) *Effectiveness of Manual Diaphragmatic Release Technique along with Yogic Breathing Practice on Improving Diaphragm Mobility, Inspiratory Capacity and Exercise Tolerance in COPD patients.* Masters thesis, Nandha College of Physiotherapy, Erode.

[102] Peultier-Celli L, Audouin M, Beyaert C, Perrin P. Postural Control in Lyric Singers. J Voice. 2020 May 23:S0892-1997(20)30154-5.

Considerações finais

Os atletas da voz são um grupo pouco estudado de artistas performáticos que precisam de acompanhamento de um conjunto de profissionais de diversas especialidades para que possam manter sua qualidade na performance e lidar com as sobrecargas da profissão. O fisioterapeuta é um importante aliado nesta equipe multiprofissional, pois pode ajudar desde o início do estudo com estratégias para uma melhor postura e evolução no domínio dos gestos artísticos, até a gestão das sobrecargas advindas da prática do canto lírico na esfera profissional, minimizando suas consequências deletérias.

Bibliografia

1. Miller R. The Structure of Singing. EUA: Schirmer; 1996. 372 p.
2. Dick RW, Berning JR, Dawson W, Ginsburg RD, Miller C, Shybut GT. Athletes and the Arts - The Role of Sports Medicine in the Performing Arts. Current Sports Medicine Reports. 2013. DOI: https://doi.org/10.1249/jsr.0000000000000009 ;
3. Quarrier NF. Performing Arts Medicine: The Musical Athlete. Journal of Orthopedic & SportsPhysical Therapy. 1993;17(2). DOI: https://www.jospt.org/doi/10.2519/jospt.1993.17.2.90
4. Helene T. Atletas da Voz - Manual para o Cantor Lírico. Porto Alegre: Editora Simplíssimo; 2020. (Edição Digital).
5. David M. The New Voice Pedagogy. 2a ed. EUA: Scarecrow Press, Inc.; 2008. 5882 posições. (Edição Digital).
6. Salomoni S, van den Hoorn W, Hodges P. Breathing and Singing: Objective Characterization of Breathing Patterns in Classical Singers. PLoS ONE. 2016;11(5):1–18. DOI: https://doi.org/10.1371/journal.pone.0155084
7. Leanderson R, Sundberg J, von Euler C. Breathing muscle activity and subglottal pressure dynamics in singing and speech. Journal of Voice. 1987;1(3)(Raven Press, Ltd.):258–61. DOI: https://doi.org/10.1016/S0892-1997(87)80009-7
8. McAllister A, Sundberg J. Data on subglottal pressure and SPL at varied vocal loudness and pitch in 8 - to 11 -year-old children. Journal of Voice. 1998;12(2)(Singular Publishing Group, Inc.):166–74. DOI: https://doi.org/10.1016/S0892-1997(98)80036-2

9. Sundberg J, Elliot N, Gramming P, Nord L. Short-term variation of subglottal pressure for expressive purposes in singing and stage speech: a preliminary investigation. Journal of Voice. 1993;7(3)(Raven Press, Ltd.):227–34. DOI: https://doi.org/10.1016/S0892-1997(05)80331-5
10. Malde M. The Singer's Breath. In: What every singer needs to know about the body. 2a ed EUA: Plural Publishing Inc.; 2013. p. 251.
11. Rus MM. Manual de Fisioterapia Respiratoria. 2a ed. Espanha: Ediciones Ergon; 2003. 139 p.
12. Leanderson R, Sundberg J, von Euler C. Role of diaphragmatic activity during singing: a study of transdiaphragmatic pressures. American Physiological Society. 1987;62:259–70. DOI: https://doi.org/10.1152/jappl.1987.62.1.259
13. Woodring JH, Bognar B. Muscular Hypertrophy of the Left Diaphragmatic Crus: An Unusual Cause of a Paraspinal "Mass". Journal of Thoracic Imaging. 1998;13(Lippincott-Raven Publishers):144–5. DOI: https://doi.org/10.1097/00005382-199804000-00010
14. Romani JCP, Miara N, Carradore MJK. Avaliação Clínica da Função dos Músculos Respiratórios em Adultos: Revisão da Literatura. Cadernos da escola de Saúde. 2014;11(Faculdades Integradas do Brasil):1–19. Disponível em: https://portaldeperiodicos.unibrasil.com.br/index.php/cadernossaude/article/view/2398
15. Bordoni B, Marelli F, Morabito B, Sacconi B. Manual evaluation of the diaphragm muscle. International Journal of COPD. 2016;11(Dovepress):1949–56. DOI: https://doi.org/10.2147/copd.s111634

16. Cuello AF. Kinesiologia neumo cardiológica. Argentina: Editorial Sijka; 1980.

17. Cuello AF, Aquim EE, Cuello GA. Músculos Ventilatórios - Biomotores da bomba respiratória - avaliação e tratamento. São Paulo: Andreoli; 2013. 174 p.

18. Rial T, Pinsach P. Ejercicios Hipopresivos - Mucho más que abdominales. Espanha: La esfera de los libros; 2015. 3264 posições. (Edição Digital).

19. Bordoni B, Marelli F, Morabito B, Sacconi B. Proposal for a New Manual Evaluation Scale for the Diaphragm Muscle: Manual Evaluation of the Diaphragm Scale - MED - Scale. International Journal of Complementary & Alternative Medicine. 2017;7(6)(MedCrave):1–7. DOI: https://doi.org/10.15406/ijcam.2017.07.00242

20. Banfi M. Canto e Postura. Principi posturali ed osteopatici al servizio del cantante. Itália: Simplicissimus Book Farm srl.; 2013. 1341 posições. (Edição Digital).

21. Koskinen L. Mitä Voice Massage on? [Internet]. Voice Massage. [citado 3 de fevereiro de 2019]. Disponível em: https://www.voicemassage.fi/mitae-voice-massage-on

22. Staes FF, Jansen L, Vilette A, Coveliers Y, Daniels K, Decoster W. Physical Therapy as a Means to Optimize Posture and Voice Parameters in Student Classical Singers: A Case Report. Journal of Voice. 2011;25(3):e91–101. DOI: https://doi.org/10.1016/j.jvoice.2009.10.012

23. Sataloff RT. Professional Singers: The Science and Art of Clinical Care. American Journal of Otolaryngology. 1981;2(3):251–66. DOI: https://doi.org/10.1016/S0196-0709(81)80022-1

24. Johnson G, Skinner M. The demands of professional opera singing on cranio-cervical posture. Eur Spine J. 2009;18(Springer):562–9. DOI: https://doi.org/10.1007/s00586-009-0884-1

25. Amato R de CF. Análise da ocorrência de dissincronismos tóraco-abdominais durante a execução de manobras de estratégia respiratória por cantoras líricas. In: XVIII Congresso da Associação Nacional de Pesquisa e Pós-Graduação (ANPPOM). Salvador; 2008. p. 368–71. Disponível em: https://www.academia.edu/40009017/An%C3%A1lise_da_ocorr%C3%AAncia_de_dessincronismos_t%C3%B3raco-abdominais_durante_a_execu%C3%A7%C3%A3o_de_manobras_de_estrat%C3%A9gia_respirat%C3%B3ria_por_cantoras_l%C3%ADricas

26. Kocjan J, Mariusz A, Bozena G-Z, Damian C, Mateusz R. Network of breathing. Multifunctional role of the diaphragm: a review. Advances in Respiratory Medicine. 2017;85(4):224–32.1. DOI: https://doi.org/10.5603/arm.2017.0037

27. Cammarota G, Masala G, Cianci R, Palli D, Capaccio P, Schindler A, et al. Reflux symptoms in professional opera choristers. Gastroenterology. 2007;132(3):892-898. DOI: https://doi.org/10.1053/j.gastro.2007.01.047

28. Silveira TLR, Pontes RB. Técnica hipopressiva para redução da linha subcostal em mulheres: artigo original [Internet] [Artigo (Graduação em Fisioterapia)]. [Fortaleza]: universidade Federal do Ceará; 2019 [citado 3 de fevereiro de 2020]. Disponível em: ~http://repositorio.ufc.br/handle/riufc/48748

29. Costa Melo L, da Silva MAM, Calles AC do N. Obesidade e função pulmonar: uma revisão sistemática. Einstein (São Paulo).

2014;12(1):120–5. DOI: http://dx.doi.org/10.1590/S1679-45082014RW2691

30. Panizzi EA, Cordova FF, Pavan MP, Pamplona CM de A, Mozerle A, Kerkoski E. Mobilidade Torácica em indivíduos com peso corporal acima, no desejável e abaixo do normal. In VIII Encontro Latino Americano de Iniciação Científica e IV Encontro Latino Americano de Pós-Graduação – Universidade do Vale do Paraíba; 2004. p. 467–71. Disponível em: http://www.inicepg.univap.br/cd/INIC_2004/trabalhos/inic/pdf/IC4-65.pdf
31. STARK, James. Bel Canto: A History of Vocal Pedagogy. 2a. ed. Canadá: University of Toronto Press, 1999. (Edição Digital).
32. PORTO, Henrique Marques. A ópera em risco - A Afinação alta das orquestras é nociva para as vozes e pode comprometer o futuro da ópera. Opera Sempre. Disponível em: <http://www.operasempre.com.br/2012/06/opera-em-risco-afinacao-alta-das.html>. Acesso em: 9 fev. 2019.
33. ECHEVARRIA, Nestor. Historia de los cantantes Liricos. Argentina: Editorial Claridade, 2000.
34. Cardoso R, Lumini-Oliveira J, Meneses RF. Associations between Posture, Voice, and Dysphonia: A Systematic Review. J Voice. 2019 Jan;33(1):124.e1-124.e12. doi: 10.1016/j.jvoice.2017.08.030
35. Wilson Arboleda BM, Frederick AL. Considerations for maintenance of postural alignment for voice production. J Voice. 2008 Jan;22(1):90-9. doi: 10.1016/j.jvoice.2006.08.001
36. Calais-Germain B, Germain F, Anatomie pour la voix. Comprendre et améliorer la dynamique de l'appareil vocal. Italie: Désiris; 2013.

37. Peultier-Celli L, Audouin M, Beyaert C, Perrin P. Postural Control in Lyric Singers. J Voice. 2020 May 23:S0892-1997(20)30154-5. doi: 10.1016/j.jvoice.2020.04.019.
38. Scotto Di Carlo N. Cervical spine abnormalities in professional singers. Folia Phoniatr Logop. 1998;50(4):212-8. doi: 10.1159/000021463.
39. Chapman, J.L. (2006). Singing and teaching singing: a holistic approach to classical voice. San Diego, CA: Plural Publishing.
40. Watson, Alan. (2014). Breathing in Singing. 10.1093/oxfordhb/9780199660773.013.10.
41. Pettersen V, Westgaard RH. The activity patterns of neck muscles in professional classical singing. J Voice. 2005 Jun;19(2):238-51. doi: 10.1016/j.jvoice.2004.02.006.
42. Salomoni S, van den Hoorn W, Hodges P (2016) Breathing and Singing: Objective Characterization of Breathing Patterns in Classical Singers. PLoS ONE 11(5): e0155084. https://doi.org/10.1371/journal.pone.0155084
43. Roussos C. Function and fatigue of respiratory muscles. Chest. 1985 Aug;88(2 Suppl):124S-132S. doi: 10.1378/chest.88.2_supplement.124s.
44. Mense S., Masi A.T. (2010) Increased Muscle Tone as a Cause of Muscle Pain. In: Mense S., Gerwin R. (eds) Muscle Pain: Understanding the Mechanisms. Springer, Berlin, Heidelberg. https://doi.org/10.1007/978-3-540-85021-2_6
45. Urbanowicz, M. The dynamic diaphragm. Kinesiology Zone. https://kinesiologyzone.com/dynamic-diaphragm/
46. NETTER, F. H. Atlas de Anatomia Humana. 4 ed. Rio de Janeiro: Elsevier, 2008.

47. Laura K. Nason, Christopher M. Walker, Michael F. McNeeley, Wanaporn Burivong, Corinne L. Fligner, and J. David Godwin. Imaging of the Diaphragm: Anatomy and Function. RadioGraphics 2012 32:2, E51-E70 https://doi.org/10.1148/rg.322115127
48. Sardin, C. Back Pain, Anxiety, Digestive Disorder, Weak Pelvic Floor? Your Diaphragm Might be Guilty. Healthy by nature, 2019. https://www.healthybynaturecalgary.ca/osteopath-calgary/diaphragm-affects-health
49. Milanesi R, Caregnato RC. Intra-abdominal pressure: an integrative review. *Einstein (Sao Paulo).* 2016;14(3):423-430. doi:10.1590/S1679-45082016RW3088
50. Bordoni B. The Five Diaphragms in Osteopathic Manipulative Medicine: Neurological Relationships, Part 2. Cureus. 2020 Jun 20;12(6):e8713. doi: 10.7759/cureus.8713.
51. Bordoni B. The Five Diaphragms in Osteopathic Manipulative Medicine: Neurological Relationships, Part 1. Cureus. 2020 Jun 19;12(6):e8697. doi: 10.7759/cureus.8697.
52. Barbosa, J.S., Almeida, L.P., Oliveira, M., Sacramento, M.D., Gomes, V.A., Petto, J., & Santos, A.C. (2020). Influência do músculo diafragma no controle postural, na propriocepção e na dor lombar. Fisiologia do Exercício v18n4
53. Caufriez M. Gymnastique abdominale hypopressive. Caufriez: Bruxelles; 1997. p. 8–10.
54. Caufriez M, Fernández-Domínguez JC, Brynhildsvoll N. Estudio preliminar sobre la acción de la gimnasia hipopresiva en el tratamiento de la escoliosis idiopática [Preliminary study on the action of hypopressive gymnastics in the treatment of idiopathic scoliosis]. Enferm Clin. 2011 Nov-Dec;21(6):354-8. Spanish. doi: 10.1016/j.enfcli.2011.06.003

55. M. Caufriez, J.C. Fernández, R. Fanzel, T. Snoeck, Efectos de un programa de entrenamiento estructurado de Gimnasia Abdominal Hipopresiva sobre la estática vertebral cervical y dorsolumbar, Fisioterapia, Volume 28, Issue 4, 2006, Pages 205-216, https://doi.org/10.1016/S0211-5638(06)74048-2.
56. Polastri M, Clini EM, Nava S, Ambrosino N. Manual Massage Therapy for Patients with COPD: A Scoping Review. Medicina (Kaunas). 2019 May 17;55(5):151. doi: 10.3390/medicina55050151
57. Beaumont M, Forget P, Couturaud F, Reychler G. Effects of inspiratory muscle training in COPD patients: A systematic review and meta-analysis. Clin Respir J. 2018 Jul;12(7):2178-2188. doi: 10.1111/crj.12905. Epub 2018 May 23.
58. Spruit MA, Pitta F, McAuley E, ZuWallack RL, Nici L. Pulmonary Rehabilitation and Physical Activity in Patients with Chronic Obstructive Pulmonary Disease. Am J Respir Crit Care Med. 2015 Oct 15;192(8):924-33. doi: 10.1164/rccm.201505-0929CI
59. Braga, D. K. A. P., Marizeiro, D. F., Florêncio, A. C. L., Teles, M. D., Silva, Ítalo C., Santos-Júnior, F. F. U., & Campos, N. G. (2016). Manual therapy in diaphragm muscle: effect on respiratory muscle strength and chest mobility. *Manual Therapy, Posturology & Rehabilitation Journal*, 1-5. https://doi.org/10.17784/mtprehabjournal.2016.14.302
60. González-Álvarez, Francisco J et al. “Effects of diaphragm stretching on posterior chain muscle kinematics and rib cage and abdominal excursion: a randomized controlled trial.” *Brazilian journal of physical therapy* vol. 20,5 405-411. 16 Jun. 2016, doi:10.1590/bjpt-rbf.2014.0169

61. Martínez-Hurtado, I et al. "Effects of diaphragmatic myofascial release on gastroesophageal reflux disease: a preliminary randomized controlled trial." *Scientific reports* vol. 9,1 7273. 13 May. 2019, doi:10.1038/s41598-019-43799-y

62. Bellido-Fernández L, Jiménez-Rejano JJ, Chillón-Martínez R, Gómez-Benítez MA, De-La-Casa-Almeida M, Rebollo-Salas M. Effectiveness of Massage Therapy and Abdominal Hypopressive Gymnastics in Nonspecific Chronic Low Back Pain: A Randomized Controlled Pilot Study. Evid Based Complement Alternat Med. 2018 Feb 22;2018:3684194. doi: 10.1155/2018/3684194. Erratum in: Evid Based Complement Alternat Med. 2018 Sep 6;2018:3601984

63. Leppänen K, Ilomäki I, Laukkanen AM. One-year follow-up study of self-evaluated effects of voice massage, voice training, and voice hygiene lecture in female teachers. Logoped Phoniatr Vocol. 2010 Apr;35(1):13-8. doi: 10.3109/14015430903552360

64. Leppänen K, Laukkanen AM, Ilomäki I, Vilkman E. A comparison of the effects of Voice Massage and voice hygiene lecture on self-reported vocal well-being and acoustic and perceptual speech parameters in female teachers. Folia Phoniatr Logop. 2009;61(4):227-38. doi: 10.1159/000228000.

65. MACHADO, Maria da Glória Rodrigues. Bases da fisioterapia respiratória: terapia intensiva e reabilitação. Rio de Janeiro: Guanabara Koogan, 2008. ISBN 9788527713658.

66. Schaeffer, M.R., Mendonca, C.T., Levangie, M.C., Andersen, R.E., Taivassalo, T. and Jensen, D. (2014), Physiological mechanisms of sex differences in exertional dyspnoea: role of neural respiratory motor drive. Experimental Physiology, 99: 427-441. https://doi.org/10.1113/expphysiol.2013.074880

67. Muralimohan, R (2019) *Effectiveness of Manual Diaphragmatic Release Technique along with Yogic Breathing Practice on Improving Diaphragm Mobility, Inspiratory Capacity and Exercise Tolerance in COPD patients.* Masters thesis, Nandha College of Physiotherapy, Erode.

68. Corrêa Machado, É., Fernandez Frigo, L., Anversa Bresolin, F., Lima, J., & Cielo, C. (2020). Immediate effects of cervical stimulation and diaphragmatic release on vocal production. *Fisioterapia em Movimento (Physical Therapy in Movement), 33*, 1 - 7. doi:http://dx.doi.org/10.1590/1980-5918.033.AO37

Anexo

Número do Participante: ________ Grupo: ________

Questionário de saúde, hábitos de vida e profissionais

Nome: ______________________________________ **Idade**: ________

Profissão: ____

Há quantos anos a exerce? ___________

Peso:________ **Altura**:________ **Sexo**:________ **Gênero:** __________

Já teve alguma gestação?

[] não [] sim, quantas? ____ [] estou grávida no momento

Como foram os partos? _______________________________________

Há quanto tempo foi o último?___________________

Pratica algum esporte e/ou atividade física?

[] sim [] não [] pratiquei mas no momento não mais

Qual?____

Com que frequência semanal?___________________________________

Há quanto tempo pratica ou praticou e há quanto tempo parou?____

Canta com que frequência semanal?

[] todos os dias [] 5 vezes [] 3 a 4 vezes [] 1 a 2 vezes

[] não canto

Costuma beber quantas vezes na semana?

[] todos os dias [] 3 a 4 vezes [] 1 a 2 vezes [] apenas socialmente [] não bebo

Costuma fumar quantas vezes por dia?

[] mais de 5 vezes [] 3 a 4 vezes [] 1 a 2 vezes [] apenas socialmente [] não fumo

Faz uso de algum outro tipo de entorpecentes?

[] não [] sim, com que frequência? ____________________

Faz uso de medicamentos diários?

[] não[] sim, quais? _____________________________

Possui alguma das doenças abaixo? (Marque quantas forem necessárias)

[] hipertensão arterial [] diabetes [] refluxo gastroesofágico

[] cirrose [] gastrite [] paralisia cerebral [] parkinson

[] doença de Thay-Sachs [] síndrome de Down

[] distrofia muscular [] síndrome de Prader-Willi [] trissomia 13

[] frouxidão ligamentar [] incontinência urinária

[] lombalgia (dor na lombar)

Possui alguma outra doença crônica?

[] não [] sim, qual? ____

Fez alguma cirurgia?

[] não [] sim, qual? _________________ Há quanto tempo? ________

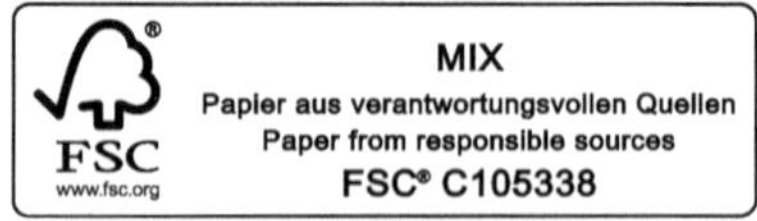

Printed by Books on Demand GmbH, Norderstedt / Germany